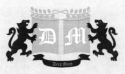

Deepen Your Mind

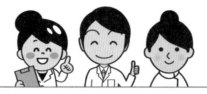

糖汰宗書院
糖尿病之控糖寶典

自序

　　民國 93 年剛剛踏入新陳代謝及內分泌的領域時，發現糖尿病其實是一個漸進性的慢性病，隨著年齡愈長，盛行率也愈高，隨著病齡愈久，併發症的機率也愈高；然而幸運的是只要血糖能持續良好的穩定控制，是可以大大降低相關併發症的發生，而糖友良好的醫囑遵從性以及定時的返診率與血糖控制是否良好息息相關。當時的我就在思考如何利用電話以及簡訊系統提昇糖友的遵從性和定時返診率，甚至能在簡訊中發送簡單的衛教，提升糖友自我照護的能力。

　　隨著智慧型手機的發展以及通話軟體的發展，這個計畫的成本可以大幅的降低，但是在資訊爆炸的時代，糖友不缺乏各種訊息，但是卻缺乏判斷真偽的能力，所以給予糖友正確及有用的資訊就更顯重要了。

　　於是在民國 104 年，在時任台北市立關渡醫院黃炳勳院長的支持下，我們正式成立了【糖汰宗書院】，當時是以封閉型的 Line 群組來試辦，糖友可以定時的收到類似海報主題式的衛教短訊，在短短一分鐘就可以吸收到有用且正確的訊息，不論糖友身在世界的哪個角落，都可以加入並且收到最新最正確的消息。

時光荏苒，經過 7-8 年後，我們決定將這幾年累積發表的文章，重新匯集整理後，以【糖汰宗書院糖尿病之控糖寶典】為名出書，也非常榮幸能邀請我的老師林宏達主任及蔡世澤主任寫序，兩位老師在台灣新陳代謝科領域不但有極大的貢獻，更在台北榮民總醫院新陳代謝科指導無數後進，讓這些知識與經驗能繼續傳承下去，包括我也能有幸能接受兩位師長的指導，藉由此機會表達由衷的感謝。除此之外，我的直屬老師翁錦興大夫，以及鄧錦泉大夫在內分泌甲狀腺等相關領域無私傳授的一切，也藉此機會感謝他們的指導。

　　更感謝一路支持糖汰宗書院的夥伴們，魏洋樺營養師，蘇晴衛教師，以及貢獻最大的蔡佳樺營養師，佳樺不但是糖汰宗書院的支柱，更是此控糖寶典的推手及作者之一。最後將這本書獻給一路上有緣相遇的糖友們，謝謝你們的信任與支持，更謝謝你們教導我們寶貴的臨床經驗。

　　屠龍、倚天，誰來爭鋒？寶典不會只有一部，敬請期待下一部喔！

黃維人

推薦

很高興在 2022 開年不久，又有一本中文糖尿病讀物問世。恭喜糖汰宗書院的創辦人黃維人醫師及其團隊在成立榮陽安心診所兩年多後就出版了一本專業參考書。

這本寶典以生動活潑的筆觸，介紹糖尿病的各種樣貌，提供糖友最新穎又最接地氣的訊息，有助於充實他們自我照護的健康識能。對於一般讀者、病患親人甚至於非糖尿病專業的醫事人員，則可在閱讀後，一窺糖尿病堂奧。

本書涵蓋六大主題，其中營養篇幅佔三分之一強，是坊間類似書籍少有的鋪陳。我們基金會以往開放 0800 電話，來電詢問最多的即是營養問題，而我如今在振興兼管新陳代謝及營養治療，對安心團隊這樣的用心，頗能認同及肯定。另外將糖尿病亞群新分類、糖尿病與衰弱肌少症及骨質疏鬆症等納入篇章，也是賣點。至於其他著墨不多或點到為止的部分，或可參看他書乃至以俟來日。身為糖尿病界老兵，樂見後起之秀，在臨床服務之餘，對文字佈道的即知即行。是為序。

蔡世澤

糖尿病關懷基金會董事長
振興醫院新陳代謝科暨營養治療科主任

推薦

　　台灣糖尿病協會有一次辦理糖尿病座談會，邀請醫師、營養師和護理師講授糖尿病的治療。有一位陌生的病患，自稱得糖尿病多年，靠著每天用塩水擦肚臍和洗腳，就把糖尿病控制的很好，身體沒有什麼不舒服。她堅持要上台演講，親自訴說她對抗糖尿病的經驗，以便和病友分享。我問這位中年婦女，有何根據？她說糖尿病人血中的糖份過高，塩可以中和糖，使血糖下降，她本人就是活生生的例子，多年來奉行這種方法，還不是活的好好的！我們都知道酸和鹼可以中和，從來沒聽說塩可以和糖中和。酸的 pH 值在 7 以下，鹼的 pH 值則在 7 以上，兩者以相同當量混和，則 pH 可以達到 7，不酸也不鹼的狀態。以塩酸 (HCl) 和氫氧化鈉 (Na OH) 為例 :HCl+Na OH ⇆ Na Cl+H2O，兩者混合後變成氯化鈉和水，中和後既不酸也不鹼。血中的糖份是葡萄糖，其分子式是 C6H12O6，是一種碳水化合物，和塩混合根本不會起化學作用，遑論中和。塩不可能使血糖下降。實務上，食物烹調製作，常會同時加塩和放糖，吃起來是鹹鹹帶甜的味道，肉鬆和沙士就是很好的例子。聽了她的論調後，當然不同意讓她上台大放厥詞，並囑咐到門診檢查。檢驗結果空腹血糖 190mg/dl(正常空腹血糖 70-100mg/dl)，糖化血色

素 9.0%(正常值 4-6%)。身體沒有感覺不舒服，並不代表糖尿病已得到控制，可能糖尿病的慢性併發症已在進行中，只是不自覺而已。這位女士已經有視網膜和腎病變，就是一個的例子。

　　七十五歲的陸老先生是糖尿病患，十多年前自公家機構退休後，每天作息大部份時間是坐在電視機前。看到電視廣告的所謂保健品，他就會去藥房買來服用。無論太太如何勸說，都無動於衷。有一天趁著陸老先生到門診回診機會，太太將他所有買的藥裝成一大袋，陪著來門診，拿給我看。真是洋洋灑灑，吃的喝的全部有，總共二十五項。目前廣告能見度最高，號稱"糖尿病飲品"當然也包括在內。這些商品的成份，很多是重覆的，甚至彼此之間有交叉反應，可能增加服藥的副作用。不但所費不貲，也增加肝腎代謝這些藥物的額外負擔。陸先生曾是奉公守法的公務員，因此除了苦口婆心的勸說外，更搬出《六法全書》的《健康食品管制法》給他看，尤其是其中的第十四條「健康食品不得為醫療效能之標示或廣告」，終於使他口服心服，恍然大悟。

　　糖尿病是最重要的慢性疾病之一，其盛行率增加之速，

居各種慢性病之冠，估計台灣目前有二百萬以上的病患。糖尿病的各種急慢性併發症，嚴重威脅國人的健康與生命，死亡率長年高居國人十大死因的第四或第五位。醫學界的長期觀察和研究，已證實良好的血糖控制，可以預防或減緩糖尿病併發症的發生。不過有些偏方，密方或不實的商業產品，以口耳相傳或媒體廣告，吸引很多糖尿病患，也增加新陳代謝內分泌醫師治療糖尿病的困難度。身為糖尿病醫師，也常有人向我推薦糖尿病的偏方或秘方。

《糖汰宗書院糖尿病之控糖寶典》全書分為六大部份，糖尿病的基本功：認識糖尿病、飲食和藥物控制單元，言簡義賅，「醫師的真心話」和「醫療團隊告訴你」更道盡了肺腑之言。「自我照顧糖尿病」和「超前部署預防糖尿病」兩單元，更是本書的精髓。糖尿病是牽涉到全身各器官系統的慢性疾病，絕大部份的人一旦罹患糖尿病，它就終身伴隨著我們，讓我們生活在各種併發症隨時可能發生的陰影下。因此糖尿病自我照護和超前部署預防併發症，是每一位糖尿病友必須具備的能力，也是當下要即刻下決心努力的方向。

黃維人醫師於民國 90 年至 97 年間在台北榮民總醫院服務，和我有七年的同事之誼，後來黃醫師到台北榮總系統的關渡醫院擔任新陳代謝科主任。為了實踐更接近地氣的理念，黃醫師與昔時同事林怡君醫師共同在石牌地區創辦榮陽安心診所，嘉惠鄉親。黃維人醫師執著於專業，不斷精進，誠懇和藹，是位難得的優秀中壯派醫師。我和黃醫師二十餘年亦師亦友的情誼彌足珍惜。欣聞維人大作即將付梓，樂於應邀作序。

林宏達 寫於春節前

111 年 1 月 29 日
新光醫學中心內分泌科客座教授
台北榮民總醫院新陳代謝科前主任
中華民國內分泌學會前理事長

目錄

Part 1
什麼是糖尿病？為什麼會得糖尿病？

1-1　關於糖尿病，那些你該知道的事　　　　　　　18

1-2　我是第幾型的糖尿病―用 ADA 分類判別　　24

1-3　我是第幾型的糖尿病―糖尿病亞族群新分類　27
Novel diabetes subgroups

1-4　我不喜歡吃糖，為什麼會得糖尿病？　　　　30

1-5　糖尿病成因―了解「糖尿病八重奏」　　　　33

1-6　得到糖尿病，有可能痊癒嗎？　　　　　　　35

糖汰宗書院・隨堂考
認識糖尿病篇　　　　　　　　　　　　　　　　37

Part 2
得了糖尿病就完了嗎？糖尿病控制最重要的是「預防併發症」！

2-1	預防糖尿病併發症，那些你該知道的事	40
2-2	糖化血色素（HbA1c）是什麼？	43
2-3	控糖金三角——空腹血糖、飯後血糖、糖化血色素	47
2-4	控制血糖可以預防慢性併發症	52
2-5	糖尿病相關的心血管疾病	55
2-6	糖尿病視網膜病變	58
2-7	糖尿病腎病變	61
2-8	糖尿病神經病變	69
2-9	糖尿病週邊動脈病變	72
	糖尿病照護 A-G	74

糖汰宗書院・隨堂考
預防糖尿病併發症篇　　79

Part 3
飲食篇──控糖基本功，聽親友說
不如聽營養師說

3-1　糖尿病飲食，那些你該知道的事　　82

3-2　糖尿病飲食／健康飲食　　86

3-3　糖上癮是真的？！　　97

3-4　輕鬆看懂營養標示──醣類計算三步驟　　102

3-5　各式料理怎麼吃──早餐篇　　108

3-6　各式料理怎麼吃──午晚餐篇　　118

3-7　各式料理怎麼吃──麵食篇　　128

3-8　各式料理怎麼吃──義式料理篇　　131

3-9　各式料理怎麼吃──日式料理篇　　135

3-10　季節性飲食──清明節　　138

3-11　季節性飲食──端午節　　140

3-12　季節性飲食──中秋節　　143

3-13　季節性飲食──尾牙　　148

3-14　季節性飲食——春節　　152

3-15　糖尿病友可以吃蔬果嗎？　　158

3-16　糖尿病友可以喝果汁嗎？　　167

3-17　天然養生的蔬果酵素液適合糖尿病友嗎？　　170

3-18　營養品可以降血糖嗎？糖尿病營養品的使用　　173

3-19　糖尿病友可以喝酒嗎？　　177

3-20　糖尿病友需要進補嗎？　　181

3-21　運動對血糖的幫助　　185

糖汰宗書院・隨堂考

飲食篇　　191

Part 4
自我照護篇——自我照護並不難，控糖成功就看我

4-1　糖尿病自我照護，那些你該知道的事 1　194

4-2　糖尿病急性合併症：低血糖　200

4-3　自我血糖監測　206

4-4　自我足部照護　217

4-5　糖尿病自我照護，那些你該知道的事 2　233

4-6　老年糖尿病與衰弱／肌少症　236

4-7　糖尿病口腔照護　239

4-8　糖尿病與骨質疏鬆　242

4-9　認識帶狀皰疹　246

糖汰宗書院・隨堂考
自我照護篇　249

Part 5
藥物篇──精準調控血糖藥，護心顧腎很重要

5-1　關於血糖藥，那些你該知道的事　　　　252

5-2　正確使用胰島素，安全又有效　　　　256

5-3　GLP-1 用的巧，血糖體重樣樣好　　　　275

5-4　一針兩效，飯前飯後控制好　　　　277

5-5　口服降血糖藥　　　　278

5-6　降血糖藥，到底會不會傷害身體？　　　　288

糖汰宗書院・隨堂考

藥物篇　　　　292

Part 6
超超超前佈署預防篇──預防勝於治療

6-1　預防糖尿病，那些你該知道的事　　　　294

6-2　預防糖尿病，我是高風險族群嗎？　　　　297

糖尿病友的檢測建議表　　　　301

參考資料　　　　303

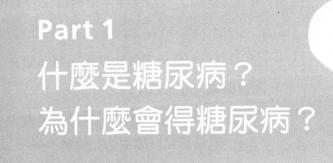

Part 1
什麼是糖尿病？
為什麼會得糖尿病？

1-1

關於糖尿病，
那些你該知道的事

　　一位又高又瘦的病人小張來看診，他說他的血糖非常難控制，從 20 幾年前發病至今，血糖從來沒有控制好過。

> 　　小張的糖化血色素動輒兩位數，醫師開立了許多口服降血糖藥，甚至後來開立了一天一次胰島素注射。
> 　　胰島素注射後雖空腹血糖穩定些，
> 但是糖化血色素依然控制不盡理想。

　　小張能接受自己有糖尿病，但非常不明白，自己又不胖，為什麼血糖很高？每次與朋友聚餐，朋友吃得比他多很多、體重又比他重很多、降血糖藥物吃得比他少，糖化血色素卻控制得比他好。

　　究竟是哪個環節出了問題，為什麼自己沒有大吃大喝、口服藥物也有規律吃，自己的血糖卻那麼難控制呢？

　　診間的另一頭，來了位血糖、血壓、血脂皆高，身材也極為肥胖的新病人小潘，小潘在健檢時發現部分抽血數值異常後，趕緊前來看診尋求幫助。

　　小潘就診前上網搜尋了許多資料，發現許多資料都建議「減重」，但小潘很疑惑，減重真的這麼有效嗎？畢竟減重不是件容易的事，總要確定減重有幫助那才要考慮減。

　　小潘算了一下，目前自己體重破百，難道要減到標準體重才行嗎？那可得減掉 30 幾公斤呢！

　　在解答小張及小潘疑惑之前，我們先了解什麼是糖尿病呢？

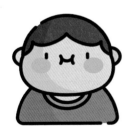

◆ 糖尿病的診斷標準如下

① 空腹血漿血糖 ≧ 126mg/dL

② 糖化血色素 HbA1c ≧ 6.5%

③ 口服葡萄糖耐受試驗第 2 小時血漿血糖
≧ 200mg/dL

④ 典型的高血糖症狀（多吃、多喝、多尿與體
重減輕）且隨機血糖 ≧ 200mg/dL

（前三項需重複驗證 2 次以上）

 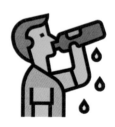 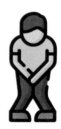

醫師告訴你

糖尿病不全然是
因為肥胖或是愛吃所導致。

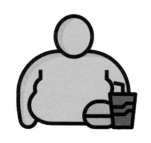

如同體重很重的病人小潘，的確，許多的糖尿病友體重過重或肥胖，造成胰島素阻抗，進而導致糖尿病，對於因肥胖造成的糖尿病，甚至伴隨高血壓、高血脂，減重確實是非常有效的方法。

然而，在第二型糖尿病友中，也有部分糖友並非因為肥胖、飲食攝取過多、胰島素阻抗造成血糖升高。

就像瘦瘦高高的病人小張，他血糖不好控制的原因，是因為體內胰島素分泌不足導致血糖的升高。對於此類糖友，醫師準確的判斷，除了飲食調整外，給予適當的藥物處方以及搭配自我血糖監測，才是控制血糖的不二法門。

控制血糖不二法門

 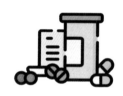 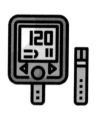

飲食調整　　　適當的藥物處方　　　自我血糖監測

名詞小學堂

糖化血色素（Glycated Hemoglobin，簡稱 HbA1c 或 A1C）：「血色素」是紅血球中的一種蛋白質，它主要的功能是攜帶氧氣，而血液中的葡萄糖會跟血色素結合形成糖化血色素，當血中糖份愈高，糖化血色素就愈高，因為紅血球壽命大約 3-4 個月，所以糖化血色素約莫可以反映近 3 個月血糖控制的情況，是一個較為長期血糖控制好壞的參考指標，也是糖友和醫師最關心的指標之一。

我是第幾型的糖尿病——
用 ADA 分類判別

> 醫師說我是第二型糖尿病，
>
> 為什麼我一確診就是第二型？第幾型最嚴重？
>
> 是不是第二型比第一型嚴重？
>
> 要怎麼判別是第幾型的糖尿病？
>
> 有什麼差別？

依照 2021 ADA（American Diabetes Association 美國糖尿病學會）分類，糖尿病分為以下幾種：

第一型糖尿病

胰臟的 beta 細胞被破壞，導致胰島素分泌幾乎完全喪失，須由額外注射胰島素維持生理機能。

第二型糖尿病

胰臟的 beta 細胞尚可製造胰島素，但所製造的胰島素量不夠身體所使用，並且身體細胞利用胰島素的能力下降（稱之為胰島素阻抗）。

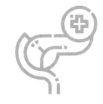

妊娠糖尿病（GDM）

在孕期第二三期時，因許多賀爾蒙濃度變化，導致血糖增加，而若媽媽體內胰島素不足以調控血糖，便可能在懷孕後期出現高血糖症狀。

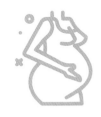

在患有妊娠糖尿病婦女中，約有 35~50% 的婦女日後有可能會發展成第二型糖尿病。

因其他因素導致的糖尿病

例如 MODY、胰臟纖維化及胰臟炎、內分泌疾病、其他因藥物或器官移植使用糖皮質素等引起的高血糖症狀。

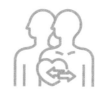

以上的分類，並非要顯示何種類型的糖尿病較為嚴重、何者較為輕微，更不是數字越多越嚴重的概念，而是要幫助醫療團隊給予糖友更精準的治療及追蹤建議。

名詞小學堂

MODY（maturity onset diabetes of the young, MODY）：
年青人成年型糖尿病，是 beta 細胞單一基因遺傳缺損所造成的疾病，通常在 25 歲以前發病，屬於自體顯性遺傳，一家三代都在年輕時就發病，並不常見，診斷需靠分子遺傳技術偵測該基因是否有突變來確認診斷。

1-3
我是第幾型的糖尿病——
糖尿病亞族群新分類
Novel diabetes subgroups

聽說還有別的糖尿病分類法？

　　除了 1-2 小節提到的常見分類外，由研究瑞典 Lund 大學糖尿病中心及芬蘭分子藥物機構進行研究，觀察 14,755 位病患，包含他們的血液報告、診斷年齡、體重指數、長期血糖控制、胰島素阻抗性。指出糖尿病患應該被分作五種不同組別，研究結果發表在 The Lancet 糖尿病與內分泌學期刊。

第一類

　　重度自身免疫型糖尿病，與原本的一型糖尿病大致相同。此類糖尿病人大多會在很年輕時病發，看起來可以很健康，但免疫反應令這些患者無法產生胰島素。

第二類

重度胰島素缺乏型糖尿病，患者最初病徵看起來與第一型糖尿病人非常類似，但最大分別是這類病人的免疫系統並無出現問題。

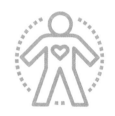

而糖尿病視網膜病變在此類病人有最高的發生風險，需要注意。

第三類

重度胰島素阻抗型糖尿病，患者通常超重，身體能製造胰島素，但細胞對正常濃度的胰島素反應不足，利用力不佳（即胰島素阻抗）。

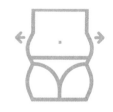

相較於第四及第五類，此類的病人發生糖尿病腎臟病的風險較高，更需要密切注意。

第四類

與肥胖相關的糖尿病，患者也是超重，病情與第三類糖尿病極為相似，但代謝上較為接近正常人。

第五類

與年齡有關的輕度糖尿病，患者的年齡明顯大於其他糖尿病類型患者，其病情也較為輕微。

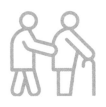

有些糖友回診時，想了解自己的血糖情況在醫療團隊當中究竟是屬於「輕微」還是「嚴重」，甚至有的人會好奇目前自己的糖化血色素在所有糖尿病患者中排名第幾？無論是 ADA 分類或是糖尿病亞族群分類，這些分類都是為了幫助醫療團隊給予糖友更精準的治療喔！

我不喜歡吃糖，
為什麼會得糖尿病？

我很注意養生，活了這麼久到現在也不吃糖、
飲料也從來沒在喝，為什麼會得糖尿病？

醫師告訴你

　　糖尿病的發生不一定與「糖」的攝取量有關，主
要是因為體內胰島素分泌不足或是身體對於胰島素的
利用力降低所導致的一種代謝疾病。因此糖尿病與基
因遺傳、肥胖、年紀老化、以及長期不適當的生活型
態有關。

但是還是要小心，攝取過多的含糖飲料及過多的熱量造成的肥胖容易增加胰島素阻抗，降低身體細胞對於胰島素的利用能力，就會增加罹患第二型糖尿病的風險。

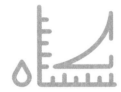

容易降低身體細胞對於胰島素的利用能力
增加罹患第二型糖尿病風險

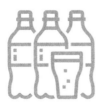

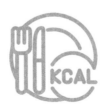

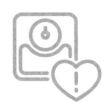

含糖飲料　　　　　過多的熱量　　　　　肥胖

名詞小學堂

胰島素：胰島素是身體胰臟內貝他細胞（beta cell）所分泌的賀爾蒙，胰島素最主要的功能之一是維持體內血糖的穩定，也會促進體內脂肪與蛋白質的合成；糖尿病的發生跟體內胰島素的分泌量不足與作用能力下降有非常重要的關係。

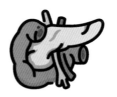

1-5

糖尿病成因—— 了解「糖尿病八重奏」

糖尿病的成因有哪些？

胰島素分泌
減少

昇糖素分泌量
增加

腸道腸泌素分泌量
減少及功能下降

尿糖再吸收
增加

**八大
致病機轉**

脂肪分解
增加

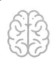

中樞神經傳導
物質異常

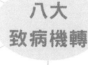

肌肉利用葡萄糖
效率下降

肝臟糖質新生
增加

醫師告訴你

　　根據糖尿病大師 Defronzo 教授在 2009 年發表的研究文獻，**糖尿病成因主要為八大致病機轉**，而且各種機轉對於每個糖友造成的影響程度都不一樣，因此建議可與您的主治醫師討論，除了生活型態調整外，透過不同機轉的藥物搭配，讓您的血糖控制良好，降低併發症發生及擁有良好的生活品質。

名詞小學堂

腸泌素：腸泌素是腸道所分泌的賀爾蒙，可以經由調控胰島素和昇糖素來調控血糖的功能。除此之外，還有增加飽足感，降低胃排空、抑制食慾等效果。

昇糖素：胰臟的阿法細胞（alpha cell）所分泌的賀爾蒙，顧名思義主要功能就是提高人體內的血糖，也是維持人體血糖穩定的重要賀爾蒙之一。

1-6

得到糖尿病，
有可能痊癒嗎？

> 得到糖尿病，有可能痊癒嗎？該怎麼做才好？

醫師告訴你

　　糖尿病目前無法完全治癒，但可藉由飲食、運動及藥物（含口服藥物或注射針劑）將血糖控制好，降低併發症的產生，同時維持良好的生活品質。

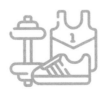

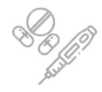

良好飲食　　　　　適當運動　　　　　藥物

減重及嚴格的飲食控制

對於屬於肥胖及飲食控制不佳的糖友，依靠減重及嚴格的飲食控制，是有機會緩解糖尿病的，甚至可以不需要藥物來控制，但若是復胖或恢復不良的飲食型態，血糖還是會高起來。

代謝手術

對於肥胖且血糖控制不佳的糖友，代謝性手術也會是個不錯的選擇，若有疑問，可詢問您的主治醫師。

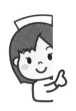

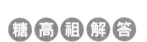
糖汰宗書院・隨堂考

Part 1　認識糖尿病篇

監考官 糖高祖

請問關於糖尿病的敘述，何者是正確的？

1. 糖尿病只有一種，所以治療方式都一樣

2. 糖尿病只發生在胖子身上，
   所以瘦子不用擔心

3. 糖尿病就是甜的吃太多，
   喝太多含糖飲料，吃鹹的
   就沒關係

4. 以上皆非

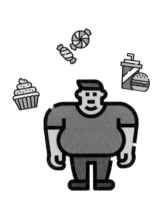

糖 高 祖 解 答

糖尿病不只一種，致病機轉也有許多不同的原因，所以對於每個糖尿病友的治療方式不盡相同。雖然第二型糖尿病與肥胖確實相關，但是不代表瘦的人就不會得糖尿病。糖類確實會讓血糖容易快速上升，但是不代表這是糖尿病發生的原因，更不代表吃鹹的就沒問題，下面的飲食章節會再跟同學們上課說明。

綜合以上，本題答案是 4，以上皆非。

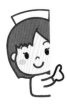 關於糖尿病的診斷標準，哪一項是錯誤的？

1. 胖虎不知道自己有糖尿病，但是開始發生典型的高血糖症狀，如持續口渴，多喝、多尿、但是體重卻一直減少，檢測隨機血糖值已經超過 200mg/dL，這樣就符合糖尿病的診斷標準了

2. 大雄空腹血糖值 118mg/dL，這樣就符合糖尿病的診斷標準了

3. 小夫一點高血糖血糖的症狀都沒有，但是檢驗空腹為 138mg/dL，糖化血色素為 6.8%，這樣就符合糖尿病的診斷標準了

4. 靜香生完小孩後，新陳代謝科醫師幫她做喝口服葡萄糖耐受性試驗，2 小時血糖值為 180mg/dl，醫師說是不正常，但還不到糖尿病的程度，請靜香開始飲食和運動控制

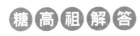 糖高祖解答

1. 當典型的高血糖症狀如多喝、多尿、體重減少，血糖值其實都已經很高而且持續一段時間了，加上驗血糖超過 200mg/dL 就可以確診糖尿病，像胖虎這樣一定要開始積極控制血糖了！

2. 大雄空腹血糖大於 100mg/dL，但是未達 126mg/d 以上，稱之為「空腹高血糖」，雖然還不到糖尿病診斷標準，但是要請大雄好好控制飲食了！同時醫師會考慮再驗飯後血糖和糖化血色素來確認到底有沒有糖尿病。

3. 小夫的空腹血糖和糖化血色素都符合糖尿病的診斷標準，可以確定有糖尿病了，也要請小夫開始控制血糖囉！

4. 口服葡萄糖耐受性試驗的 2 小時血糖正常小於 140mg/dL，超過 200mg/dL 可以診斷糖尿病，靜香介於 140-200mg/dL，稱之為「葡萄糖耐受不良」，還不到糖尿病診斷標準，但算是糖尿病前期狀態。

綜合以上，本題答案是 2。不論是胖虎、大雄、小夫、還是靜香，都應該找糖尿病衛教師學習飲食控制的方法了

Part 2
得了糖尿病就完了嗎？
糖尿病控制最重要的是「預防併發症」！

預防糖尿病併發症，
那些你該知道的事

剛走出診間的患者阿毛，不停的對著陪同看診的太太碎嘴：

> 「奇怪耶，醫師幹嘛開藥給我啊？我血糖平均值 12（糖化血色素），應該還好吧！
>
> 高一點而已啊又不會不舒服，體力很好還能搬很重的東西、還可以正常工作。
>
> 而且以前想減重，都瘦不下來，最近怎麼量怎麼瘦，瘦下來不是很好嗎？
>
> 血糖喔～我們自己注意多喝水流汗排毒就好，血糖自己會降啦！血糖這麼高，應該是驗血前一天飯後吃水果，你最近水果不要買太甜啦！」

阿毛太太一邊聽阿毛碎嘴，一方面覺得，阿毛講的好像也沒錯，他目前的確看起來人好好的，以前老是被同事嫌胖，最近大家都稱讚他變瘦了。事情應該沒那麼嚴重吧，不要自己嚇自己。

　　兩人走著走著，阿毛太太卻依稀想到，幾年前與隔壁鄰居張媽媽聊天時，張媽媽好像曾說過：「得到糖尿病最麻煩了！萬一得到，一生就毀了。隔壁劉太太就是因為糖尿病，腳趾差點被切掉；樓下的王媽媽也是因為糖尿病，現在眼睛都看不清楚，而且等著去洗腎。」阿毛太太不禁疑惑，阿毛得的就是張媽媽口中麻煩的疾病 —— 糖尿病？真的那麼可怕嗎？

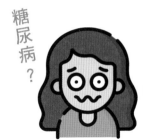

糖尿病？

真的那麼可怕嗎？

醫師告訴你

糖尿病本身不可怕，
因為血糖控制不良造成的併發症才可怕。

醫護人員一直不斷強調「要控制血糖，要降低糖化血色素」，這就是希望降低併發症的發生機率。併發症並不是每位糖友都會發生，很多糖尿病的資深糖友非常會照顧自己，因此沒有併發症的產生。

　　對於糖尿病併發症，以往大多是發生後才治療，而現在醫學上的觀念，已轉變為「超前部署」，**著重在事先預防併發症產生，並透過定期檢查，早期發現以早期給予治療**，並且盡力將病徵控制住避免其惡化。

　　若醫師幫您安排相關併發症檢查，不要覺得您的醫師小題大作，檢查東檢查西，結果檢查結果什麼事都沒有是浪費時間，而應該要感到開心，代表目前身體器官狀況良好！繼續維持良好的血糖控制才能保持健康喔！

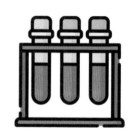

2-2

糖化血色素（HbA1c）是什麼？

我上周在別間醫院驗出糖化血色素很高，這周有自己注意控制飲食，麻煩醫師幫我開抽血單，我今天想抽血，看看糖化血色素是不是有降？

 醫師告訴你

首先要了解，什麼是糖化血色素 (HbA1c)？

糖化血色素（HbA1c，簡稱 A1C）也叫糖化血紅素，當我們血糖高的時候，血中的葡萄糖會和紅血球中的血色素產生糖化作用，形成糖化血色素。而糖化作用幾乎是不可逆的反應，所以**血糖越高，糖化血色素的數值會越高**！

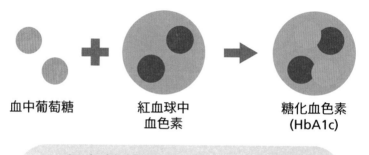

血中葡萄糖　　　紅血球中　　　　糖化血色素
　　　　　　　　血色素　　　　　　(HbA1c)

血中葡萄糖濃度(血糖)越高
糖化血色素(HbA1c)數值越高

此圖片由糖汰宗書院魏洋樺營養師製作

因為紅血球的壽命大約 3-4 個月，

故紅血球中的糖化血色素，

可反映 2~3 個月的血糖變動情形。

糖化血色素（A1C）可反映抽血前 2 ～ 3 個月的平均血糖值。糖化血色素每多 1%，平均血糖值就多了接近 30mg/dL ！

一般糖尿病友的 A1C 目標，大致建議要控制在 7% 以下，但會因糖尿病友個人的年齡、低血糖風險等而有不同的目標，所以醫師會依據每個人情形訂定「個別化的 A1C 目標」。舉例來說，沒有任何併發症的年輕人，我們可能會設定更嚴格的目標，反之如像 80 歲以上的老人家，或是容易發生低血糖的人，我們可能會放寬控制目標到 7.5% 甚至 8%，不會強求一定要小於 7% 喔！

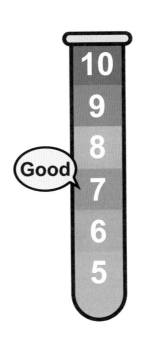

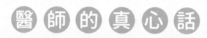

醫師的真心話

　　曾經遇過糖尿病友求好心切，上週或上個月曾經抽到糖化血色素太高，所以調整飲食或藥物幾天或一個月後，希望醫師趕快再開抽血單，再次檢驗糖化血色素。但別忘了，紅血球的壽命約 3-4 個月，糖化血色素數值的下降需要時間，過於密集的檢驗意義不大。

　　因此若遇到血糖太高，可以先以自我血糖監測，搭配飲食記錄了解目前血糖控制情形，等待 2 ～ 3 個月後，檢測糖化血色素才最能真正反應體內血糖控制的情況喔！

2-3

控糖金三角—
空腹血糖、飯後血糖、糖化血色素

醫師說我的糖化血色素 9！說我控制不好，怎麼可能？
你們儀器是不是驗錯了，我空腹都 80 幾耶！啊！我想到
了，抽血前一天，我多吃了幾口水果，現在的水果又都
很甜，是不是這樣糖化血色素才這麼高？

醫師告訴你

　　判斷血糖控制如何，首先要知道的是控糖金三角
—空腹血糖、飯後血糖、糖化血色素。

　　先從糖化血色素說起。將糖化血色素 HbA1c 控制
在 7 以下，可以有效降低各項併發症的發生。

那麼，究竟空腹血糖、飯後血糖哪個比較重要？
到底要測什麼時候的血糖？測出來的數據範圍為何
呢？

「空腹血糖、飯後血糖、糖化血色素」
全部都一樣重要！

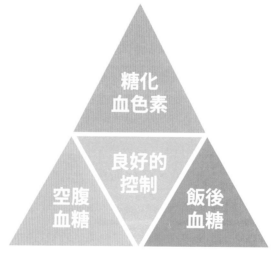

除了抽血才可得知的糖化血色素外，日常可自行透過扎針測試空腹血糖及飯後血糖數值，得知血糖變化，參考數值如下：

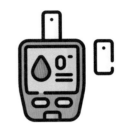

飯前血糖值
(mg/dL)：
80-130

飯後 2 小
時內高峰血糖值
(mg/dL)
180 以下

* 飯後血糖是指該餐第一口飯開始算起。
* 糖尿病友的飯後 2 小時內高峰血糖值大致在 180mg/dL 以下，或是飯前與飯後兩小時差異在 50-60mg/dL 以內，但因每個人情況不同，若有任何疑問可詢問您的主治醫師。

Q 最重要的是不是測空腹血糖，而其他時間的血糖不重要？為什麼每次醫師都說下次要空腹抽血？

A 空腹血糖、飯後血糖都很重要。減少飯後血糖的劇烈起伏，可以減少罹患心血管疾病的風險。至於醫生常常交代「下次記得空腹來抽血」，是因為醫師開立的檢驗單，除了檢驗空腹血糖外，可能同時需檢驗三酸甘油脂等容易因進食而影響數值的項目，所以才建議空腹抽血喔！

Q 誰適合驗飯後血糖呢？

A 糖化血色素涵蓋了 2 ～ 3 個月內空腹血糖及飯後血糖整體平均的數值，像前述提到，若是空腹血糖很標準，但是糖化血色素還沒控制在理想範圍內，建議可以嘗試驗飯後血糖喔！

名詞小學堂

糖化血色素的單位是 %，在正常人小於 5.7%，數值愈高代表血糖控制愈不好，一般糖友的控制目標值，設定在小於 7%，但是有些糖友的目標值會更寬鬆，有些人則設定的更嚴格。每個糖友的目標值不完全相同，可以跟醫師討論，一起設定合適的目標值。

糖化血色素與平均血糖值對照表

糖化血色素 HbA1c(%)	血糖 mg/dl
4	68
5	97
6	126
7	154
8	183
9	212
10	240
11	269
12	298

控制血糖
可以預防慢性併發症

> 我身體又沒有不舒服,為什麼要控制血糖?
> 是不是你們大驚小怪,想要嚇我?

 醫師告訴你

控制血糖就是在預防慢性併發症!

許多人常覺得「我又沒有不舒服,為什麼要控制血糖?」

❶ 血糖未控制好,容易產生併發症

糖尿病友的血糖未控制好,就像器官浸泡在含糖水的血液裡,容易產生併發症,而且併發症的早期症狀並不明顯,容易被忽略。

❷ 長期血糖控制不良會逐漸產生病變

長期血糖控制不良以及罹病時間的增加，累積性的傷害會使全身大、小血管及神經系統等逐漸產生病變，而這些病變往往是不可逆的（即無法恢復原來健康的狀態）。

❸ 良好的血糖控制及定期追蹤檢查，可以降低併發症

良好的血糖控制及定期追蹤檢查，可以有效降低併發症的產生，降低對身體造成不可逆病變的發生機會喔！

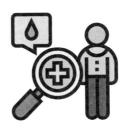

health check up

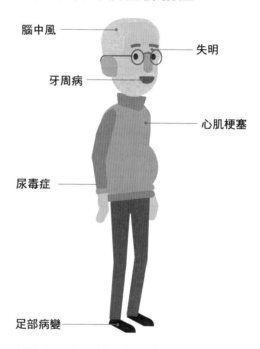

糖尿病的慢性併發症

腦中風

失明

牙周病

心肌梗塞

尿毒症

足部病變

從頭（腦中風）到腳（足底病變）都有可能造成糖尿病的併發症，不可輕忽。

2-5

糖尿病相關的
心血管疾病

> 糖尿病跟心臟病和腦中風也有關係嗎？
> 不是把血壓控制好就可以了？

 醫師告訴你

糖尿病友發生心血管疾病和腦中
風的機會是沒有糖尿病的 2-4 倍，其
中心臟疾病包含了狹心症、心肌梗塞
和心臟衰竭等等。甚至有研究指出罹
患糖尿病的糖友，未來發生心肌梗塞
的機會等同於已經發生過心肌梗塞的
病人一樣，所以糖尿病友的死亡原因

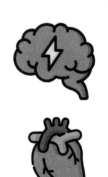

大多不是直接死於糖尿病，而是死於相關的心血管疾病。

　　積極控制糖尿病友的多重危險因子可以有效降低糖尿病相關的心血管疾病發生機會：

1. 血糖
2. 血壓
3. 血脂
4. 蛋白尿或微量白蛋白尿
5. 肥胖
6. 戒菸

　　將以上的危險因子都控制好，維持良好的生活型態，就可以遠離相關併發症啦！

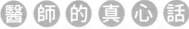醫師的真心話

　　在臨床的現場，看到許多糖友們都非常認真的管理自己的血糖、血壓、以及血脂肪，也配合醫師的處方及衛教師的指導，定期篩檢相關指標，這些糖友們往往都能夠維持健康，享受甜蜜人生！

　　而發生併發症的人，真的都是不願意自我控制或是無法配合醫師醫囑的糖友，而現在當下的控制情況，會反映在 10 年後的健康狀況，在此呼籲各位糖友們，就從現在好好控制吧！

糖尿病視網膜病變

> 我的視力很好，報紙的小字也都看很清楚，
> 什麼糖尿病視網膜檢查，好麻煩喔…不用吧？

醫師告訴你

上述是糖尿病友常有的疑問，但是視力的好壞，並不等於眼睛病變是否嚴重，早期的眼睛病變大多沒有症狀，需要透過眼科檢查才能發現。早期發現早期治療，可大幅減少糖尿病友的失明機率。

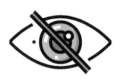

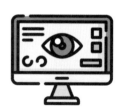

糖尿病造成的視網膜病變，會不會失明？

糖尿病視網膜病變是糖尿病常見的併發症之一。

初期沒特別症狀，

但等到嚴重的時候，會導致失明。

 醫師告訴你

成因

視網膜上充滿微小血管
→糖尿病會引起視網膜上的小血管受損
→導致血管阻塞或血管滲出液體形成沉
積物

→因血管缺血造成新生血管和纖維膜組織增生

① 新生血管比正常血管更脆弱，導致眼內出血而引起視力嚴重喪失

② 纖維膜組織會拉扯視網膜，導致視網膜剝離而失明

檢查頻率

若正常	若已發生病變
∨	∨
每年追蹤一次	依照眼科醫師建議，每 3-6 個月追蹤一次

2-7

糖尿病腎病變

> 得到糖尿病，對腎臟的影響有哪些呢？
> 我小便完都有特別看一下馬桶，沒有泡泡啊…

醫師告訴你

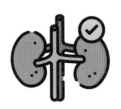

　　糖尿病的三大併發症之一就是「糖尿病腎臟病變」。糖尿病腎臟病變是全世界造成洗腎的主要原因，良好的血壓及血糖控制，可以減少腎臟病的發生及延緩腎臟病的惡化。

　　腎臟病變的蛋白尿，不一定能直接由肉眼判斷是否有蛋白尿。早晨尿液較濃縮、男性小便位置較高，由肉眼看都有可能看起來為小便有泡。然而，需要經由「檢驗」才能知道是否有腎臟病變。

61

在糖尿病的「腎臟篩檢」中，有一項是關於尿液微量白蛋白檢查，檢查頻率如下：

尿液微量白蛋白檢查

正常

每年追蹤一次，持續控制血壓及血糖。

異常

應特別加強血壓及血糖的控制，醫師可考慮使用降低尿蛋白的藥物。

另外要特別注意，「血糖、血壓控制不良、低密度膽固醇過高、遺傳、尿酸過高、長期不當藥物（中西藥）的使用、反覆性上下泌尿道感染、抽菸等」都是可能影響糖尿病腎病變發生及惡化的原因。

慢性腎病變分期

第一期

腎絲球過濾率大於 90ml/min/1.73m^2，但尿液中有不正常的白蛋白

第二期

腎絲球過濾率大於 60ml/min/1.73m^2，但尿液中有不正常的白蛋白

第三期

腎絲球過濾率 30-59ml/min/1.73m^2

第四期

腎絲球過濾率 15-29ml/min/1.73m^2

第五期

腎絲球過濾率小於 15ml/min/1.73m^2

尿液微量白蛋白的分級 UACR(mg/g)

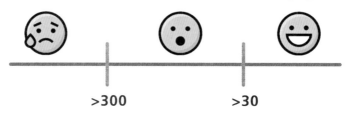

>300　　　　　　>30

腎絲球過濾率分級 eGFR(ml/min/1.73m^2)

　　對於 eGFR<60ml/min/1.73m^2 或有明確腎損傷的族群，根據過去病史及檢查結果判斷其腎臟疾病病程，當病程達三個月以上即可稱為慢性腎臟疾病。

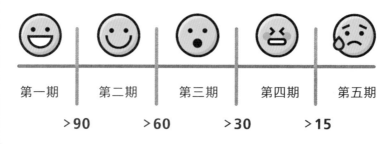

第一期	第二期	第三期	第四期	第五期

>90　　　>60　　　>30　　　>15

> 糖尿病友要如何保護腎臟？

💧 積極預防糖尿病腎病變的方法

❶ 將血糖血壓血脂肪控制在理想範圍

每位糖尿病友的年齡、罹病期、其他相關疾病等都不相同，建議與您的主治醫師討論您的目標。

❷ 戒菸

❸ 腎臟相關檢查

建議每年至少做一次腎臟相關檢查，包含抽血及尿液微量白蛋白。

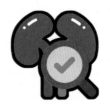

❹ 不要聽信偏方

不要服用來路不明的藥物、中草藥及保健食品等。止痛藥及抗生素亦建議經醫師看診後開立服用，不要自行購買。

❺ 飲食

攝取天然食物，減少加工品的攝取。

❻ 規律服用醫師開立的藥物

部分血糖血壓藥物除了降血糖及血壓外，亦有保護腎臟的功能，一定要規則服藥。

❼ 網路、報章雜誌等相關訊息要先與自己長期看診的醫師或衛教師討論

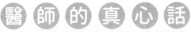

醫師的真心話

　　已經發生糖尿病腎臟病變後，除了改善血糖血壓及血脂的控制，也可以考慮使用藥物來減緩糖尿病腎病變的惡化。若糖尿病友們有糖尿病腎臟病變，請與醫師溝通是否適合使用減緩腎臟病的藥物。

三高失控，腎敗難免-驗尿可知乾坤

● 資料來源：國民健康署　● 建檔日期：105-03-04　● 更新時間：105-03-04

依據國民健康署「96年台灣地區高血壓、高血糖、高血脂之追蹤調查研究」結果，國內20歲以上成人每10位就有1位患有慢性腎臟疾病，另102年台灣接受透析治療之末期腎臟病人數共73,339人，盛行率3.1‰。腎臟病發生原因，糖尿病是最主要的因素，根據國民健康署調查顯示，糖尿病人中有46.6%同時罹患慢性腎臟病，其中更有四分之一已進入「末期腎臟病前期」；此外104年台灣腎病年報資料也顯示，國人洗腎原發原因以糖尿病居第一位，佔45.0%(102年數值)。除了糖尿病，高血壓與高血脂也是腎臟病成因之一，國民健康署呼籲，三高失控將導致腎臟加速病變，除了影響個人及家庭生活品質，更對國家社會經濟產生莫大影響，104年健保署健保門診透析治療花費高達342億元，約佔健保總預算5.7%，影響之鉅，不言可喻！

發現糖尿病，開啟健康人生
70歲桂士女於94年發現罹患糖尿病時，當時覺得人生由彩色變為黑白，從此擔心生活將與藥罐子為伍，後來接受糖尿病醫護人員的衛教，很認真依醫師指示：按時服藥、定期回診，但有一次疑似因血糖過低引起突發性手腳無力跌倒住院，為了避免低血糖再發生，兒媳幫她購買血糖機及血壓機自我監測，桂女士在罹病後，開始注意飲食均衡及持續適當運動，生活從此更為健康，邱淑媞署長表示，有許多人在罹患糖尿病、高血壓等慢性疾病，才驟然發現這些慢性病都與生活習慣有密切關係，慢性病反而成為自己改變不良生活習慣的助力，從此開啟健康人生！

另外，糖尿病伴隨腎病變時，依照腎臟病分期，糖尿病腎病變飲食可能會與單純糖尿病有很大的不同。

像是五穀飯、生鮮蔬果、鮮奶、優質蛋白質、堅果等，一般普遍認為相當健康的食物，不一定適合已發生腎病變的人，需要適時做調整。

因此若有合併腎病變的人，務必請教營養師如何調整飲食喔！

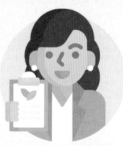

2-8

糖尿病神經病變

糖尿病的神經病變影響範圍很大嗎？種類有哪些？

糖尿病的神經病變影響範圍極為廣泛，最常見的是周邊神經病變，典型的症狀是手腳感覺異常、麻木或是刺痛，或是像戴上手套或穿襪子的感覺異常。

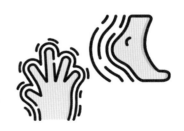

每年一次周邊神經病變篩檢

第二型糖尿病建議每年接受一次周邊神經病變的篩檢。若是已經併發周邊神經病變，則需要做好每日足部照護，減少日後糖尿病足、甚至截肢的發生。

糖尿病神經病變大致可分類為：

自主神經病變

　　如腸胃道蠕動異常、性功能障礙、膀胱功能異常，以及常見的姿勢性低血壓。

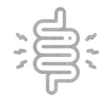

周邊多發性神經病變

　　通常感覺神經功能喪失為主，症狀通常會從肢體遠端，對稱性的開始，是最常見的神經病變。因為足部感覺異常，可能導致糖尿病足而造成截肢，所以自我足部照護非常重要，更嚴重的才會進展至影響運動神經。

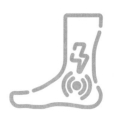

單一神經病病變

如眼瞼下垂，動眼神經麻痺，或是足部下垂，通常屬於急性發作，大部分也有機會完全恢復。常見的腕隧道症候群也是最常見與糖尿病有關的單一神經病變。

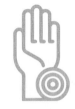

2-9

糖尿病週邊動脈病變

醫生！我腳常常會痛，腳麻是要怎麼走！
會不會哪天就不能走路了啊？

醫師告訴你

糖尿病的周邊動脈疾病，
就是指下肢動脈狹窄阻塞。

輕者毫無症狀，重者導致行走時
腿部疼痛，需要休息多次才能繼續行
走，最重者會造成足部潰瘍和截肢。

除了良好的血糖、血壓及血脂肪的控制外，戒菸
最為重要！

　　預防永遠勝於治療，糖尿病超過 10 年或 50 歲以上的糖尿病友，建議接受每年一次的周邊動脈循環的篩檢，早期發現早期治療。

　　糖尿病周邊神經病變與周邊動脈疾病，都是導致糖尿病足的重要原因。在糖尿病照護中，對於兩者的定期篩檢是非常重要的。

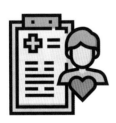
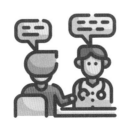
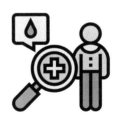

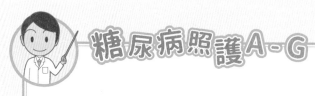
糖尿病照護A-G

A1C 血糖

　　根據糖尿病照護指引建議，糖尿病友每三個月皆須監測糖化血色素，以了解血糖是否穩定及達標。良好的血糖控制可以有效降低併發症的產生。

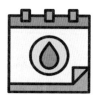

　　有自我血糖監測者，別忘了將血糖記錄下來，回診時可與您的醫療團隊討論喔。

Blood Pressure 血壓

　　高血壓常伴隨著糖尿病而來，而同時罹患兩項則為心血管疾病的高風險族群。因此對於同時罹患高血壓的糖尿病友，建議定時測量血壓，以維持血壓穩定，同時亦可預防小血管併發症的發生。

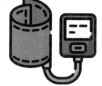

居家量測血壓建議每天早上起床以及睡前，記錄下來可以給醫師作為調控藥物的參考。

註：小血管併發症是指眼睛病變、腎臟病變及神經病變。

Cholesterol 膽固醇

　　除了血糖及血壓外，控制良好的膽固醇亦是預防心血管疾病的要素之一。對於糖尿病友，建議可透過減重、增加活動量、良好的飲食習慣（得舒飲食或地中海飲食）來輔助改善血脂肪。然而，若屬於心血管疾病的高風險群且血脂肪仍無法達標者，應配合醫師的醫囑服藥。

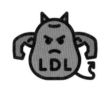
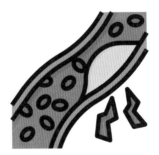

註 1： 醫師會依據每一個人的危險因子 risk factor 訂定膽固醇目標，所以每一個人不一定一樣喔！

註 2： 根據研究，飲食的調整僅佔低密度膽固醇 LDL 10-30％左右，因此若已嘗試飲食調整，但抽血 LDL-C 仍未達到目標值，或與目標值有相當大差距，建議配合醫囑服藥。

註 3： 完整的檢查須包含總膽固醇、高密度膽固醇、低密度膽固醇，以及三酸甘油脂，每年至少檢查一次，而指數異常的糖友，可以 3-6 個月追蹤一次。

Drug 藥物

　　胰島素與口服降血糖藥物都是控制血糖的好幫手，而藥物的效果、副作用等都是處方藥物時須考量的，因此醫師會根據每位糖友的情形給予個別化處方。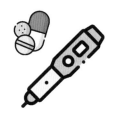

　　若使用藥物後，有任何的問題，務必提早回診與您的醫師做討論。

Eye 眼睛

　　良好的血糖、血壓及血脂肪控制可以降低及延緩糖尿病視網膜的發生。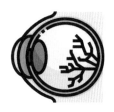

　　預防勝於治療，建議糖友至少每年做一次視網膜篩檢，若有異常，則依照醫師建議增加篩檢頻率。（＊註一）

Foot care 足部檢查

　　每年至少做一次完整足部檢查，以及早發現可能造成足部潰瘍或截肢的危險因子。自我足部照護也是很重要，記得每日花點時間仔細檢查腳喔。

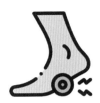 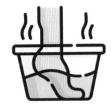 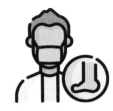

e**G**FR 腎功能

　　小便中的微量白蛋白是糖尿病腎臟病變的早期變化，糖尿病友應定時透過檢測尿液（albumin/Creatine Ratio）及抽血檢測腎功能。建議每年至少追蹤一次，異常者可以視情況 3-6 個月追蹤一次。

 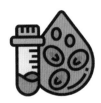 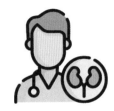

而糖尿病友除了將血糖、血脂肪及血壓控制好外，也應盡可能避免服用來路不明的藥物，避免造成腎臟的損傷。

註：　第一型糖尿病在初診斷的 3-5 年內，建議作一次視網膜篩檢，之後每年建議至少篩檢一次。不論第一型或第二型，在篩檢後視視網膜病變的嚴重程度來決定追蹤頻率。

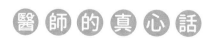

醫師的真心話

　　糖尿病是許多慢性疾病的 " 上游產業 "，從頭到腳，從裡到外，許多器官都會受到糖尿病的影響產生病變，也影響各種感染疾病如流感及新冠肺炎的預後，有糖尿病的重症率及死亡率都會大幅增加。

　　但是良好的血糖控制可以減少器官病變的發生，也可以有效降低感染後的重症及死亡率，控制血糖真的太重要了！

糖汰宗書院 · 隨堂考

Part 2　預防糖尿病併發症篇

監考官 糖汰宗本人

請問罹患糖尿病後，關於血糖控制有哪一項敘述是錯誤的？

1. 血糖長期控制不良可能容易發生視網膜、腎臟、神經等病變

2. 血糖控制只要看糖化血色素，其他飯前飯後血糖高高低低都不重要

3. 罹患糖尿病後會使心肌梗塞或中風發生機會大幅增加，所以更要嚴格控制血壓與膽固醇

4. 糖尿病友需要定期檢查尿液白蛋白與視網膜篩檢，以便早期發現早期治療

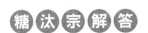 糖 汰 宗 解 答

血糖控制不只看糖化血色素，還要看控糖金三角中的飯前血糖及飯後血糖，雖然糖化血色素代表長期血糖控制的好壞，確實是臨床上最重要的控制指標，但是減少血糖的波動度以及避免低血糖發生，這樣的糖化血色素才能真正反映控制好壞喔！本題答案是 2。

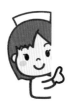

關於糖化血色素，哪一項敘述是正確的？

1. 糖化血色素可以反映過去 2-3 個月血糖的平均值

2. 血糖有時候很高，有時候很低，但是糖化血色素小於 7% 就可以了

3. 不論糖尿病友的狀況，糖化血色素一律建議控制在 7% 以下

4. 糖尿病友只要關注糖化血色素，血壓和血脂肪可以不需要控制

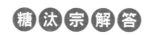

糖化血色素是反映過去 2-3 個月血糖的平均值，是最重要的控制指標。每一位糖友狀況不同，糖化血色素的控制目標會有所不同，不能只要求小於 7% 喔！

而除了血糖要控制，血壓和血脂肪也要好好控制，才能有效減少大小血管的併發症喔！綜合以上，本題答案為 1。

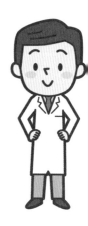

Part 3

飲食篇——
控糖基本功，聽親友說
不如聽營養師說

糖尿病飲食，
那些你該知道的事

小丁拿到自己的血糖抽血報告後，醫師建議找營養師諮詢。小丁說：

> 什麼，要去看營養師？！
> 我多吃蔬菜就好啦，我自己身體自己知道！

在醫師鼓勵勸說下，小丁來到了營養師診間，馬上先說起話來：

> 我也很想飲食控制啊，血糖要這麼高也沒辦法。我都吃外食，沒空自己煮。我常常跟朋友聚餐吃飯應酬、外食，血糖控制不好很正常啊！
> 大家外食都吃白飯，怎麼可能照你們說的吃五穀飯！

就算都在家裡吃，當然是全家人一起吃，怎麼可能叫我另外煮一鍋糙米飯，青菜跟肉都用水煮的，自己一個人在旁邊吃？！

營養師還沒來得及說話，小丁海派的說：

來，營養師，我跟你說，我下定決心從今天起開始認真飲食控制，你就幫我開一份最有效的降血糖菜單，我就完全照你寫的吃，好不好？！或是電視上有廣告糖尿病專用營養品，你跟我講，到底哪一個牌子的喝了血糖降最快，你寫給我，我馬上就去買。

營養師聽完後心想：

啥？！控制血糖一定要照著菜單吃？食物只能水煮？
有能降血糖的營養品？這個誤會很大喔⋯⋯

 營養師告訴你

　　很多糖尿病友常覺得糖尿病飲食就是不要吃糖，
吃少一點然後多吃菜就對了，不需要專業人士介入。

　　然而，常常在衛教病人的過程中發現，每一位糖
友的情況不一樣，每個人的糖尿病成因、生活、飲食

習慣不同，醫師開立的藥物也不同，確實需要給予不同的飲食建議。

　　一味的依照自己的想法，或自己認定對的模式來做飲食控制，最後卻反而控制不佳、營養不均衡，還影響生活品質，得不償失。

　　現代人生活忙碌，對於外食族而言，懂得學會挑選食物，也能輕鬆的控制飲食，這個章節會介紹不同的料理，糖尿病友可以學習怎麼選擇對的食物，較能避免血糖起伏。

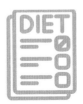

　　然而，還是建議搭配自我血糖監測，才能更加了解血糖變化喔！

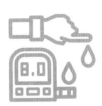

3-2

糖尿病飲食／健康飲食

> 營養師，我知道飲食對於控制血糖很重要，
> 麻煩你幫我開一份可以降血糖的食譜，
> 我就照著食譜準備，照著吃。

 營養師告訴你

是否有一份適用所有糖尿病友的食譜呢？
答案是「沒有」

據「2021 年美國糖尿病照護指引」指出，並沒有
一套飲食模式適合所有糖尿病友。醫療團隊對於每個
糖尿病友該攝取多少食物，應該給予「個別化」的建

議。也就是說，由於每個人的身高、體重還有活動量都不同，可以攝取的食物份量也會有所差異。同時，依照配對式測量飯前、飯後血糖數值，給予個別化調整。

　　平時在提供糖尿病友飲食諮詢時，時常遇到糖友一聽到要做飲食控制，還沒聽到具體的內容，直覺反應就是：「水煮的我沒辦法接受」、「我都外食，沒空三餐都自己煮」、「要我不吃澱粉，我做不到」、「感覺每一樣東西都不能吃，我不知道要吃什麼」，甚至會有些人會說：「感覺只能吃蔬菜，不能吃飯跟肉，我工作需要體力，這樣吃會被餓死」。

其實完全不然，糖尿病的飲食就是均衡的飲食，依照每日飲食指南，水果類、蔬菜類、全穀雜糧類（俗稱澱粉）、豆魚蛋肉類、奶類、油脂類這六大類別的食物都是可以攝取，有血糖問題的糖友也可以攝取這六大類食物，只是要留意攝取的份量。

每日飲食指南

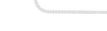

全穀雜糧類
1.5-4碗

蔬菜類
3-5份

豆魚
蛋肉類
3-8份

水果類
2-4份

乳品類
1.5-2杯

油脂 3-7 茶匙
堅果種子類 1 份

無論吃外食或自己煮，究竟該怎麼吃呢？

◐ 找出含醣食物有哪些，學習控制總醣量

在六大類食物中，**水果類、全穀雜糧類及乳品類**這三類食物屬於「**含醣食物**」，因為「**醣類**」會最直接影響血糖的波動起伏，雖然糖尿病友還是可以攝取這三類食物，但是需要特別留意攝取的份量。

許多民眾常感到疑惑，究竟糖尿病友能不能吃飯呢？能不能吃澱粉呢？

其實除了飯之外，麵條、玉米、芋頭、馬鈴薯、地瓜、南瓜…等，甚至是蘇打餅乾，也都是屬於全穀雜糧類。

這些食物糖友們都可以攝取，但皆需要注意攝取的份量、列入每餐總醣類計算。

例如，每餐約吃一碗飯且血糖也能控制的穩，若今天想吃地瓜，因地瓜與飯皆屬於全穀雜糧類食物，所以需要減少該餐的飯量，甚至以地瓜取代該餐飯量；同樣的，若想嚐嚐幾片蘇打餅乾，該餐的飯量亦須減量，以維持該餐總醣量。

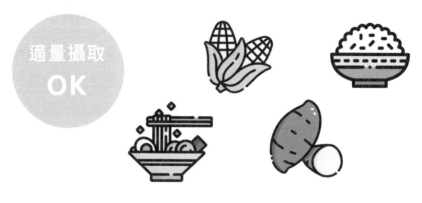

適量攝取
OK

所以，糖尿病的飲食控制方式並非完全不能吃飯，而是該餐若有攝取其他也屬於全穀雜糧類的食物，就需要減少該餐飯量攝取，以維持攝取的總醣量控制，使血糖的波動在合理的範圍。

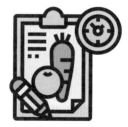

♦ 均衡飲食

　　蔬菜類、豆魚蛋肉類、油脂及堅果種子類，除了含有人體所需營養素，同時可以增加飽足感，皆需要均衡攝取，這些雖不屬於含醣類食物，但仍不能過量。

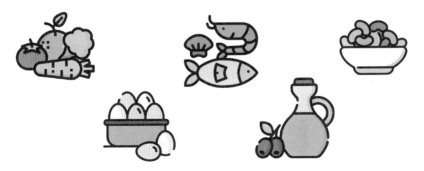

　　給您重要的一些提醒，**健康飲食需要攝取適量油脂**，同理，糖尿病飲食並非所有食物都只能水煮，亦需攝取適量的油脂。但是建議糖尿病友仍須**避免用油炸的方式烹調**，除了過多的油脂會增加熱量攝取造成肥胖以及增加胰島素阻抗外，過多的油脂會造成血糖下降速度變慢，使該餐飯後血糖居高不下。

「醣」和「糖」不同

醣

「醣」是碳水化合物（澱粉）的總稱，屬於澱粉類的食物包含飯、麵、地瓜等，嚐起來不一定有甜味，是人體能量主要來源之一。

糖

「糖」通常是嚐起來有甜味的。平時提到的戒「糖」，是指盡量避免攝取額外添加的精緻糖（例如：蛋糕、餅乾、飲料），而非完全不吃澱粉類。

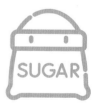

　　因此，建議糖友或是糖尿病高危險群「戒精緻糖」，盡量避免攝取含糖飲料（包含果汁）及添加精緻糖的食物，且不過度攝取澱粉類食物，控制每日醣類的總攝取量，以控管血糖及體重，減少罹患心血管疾病及脂肪肝的風險。

水果的甜與不甜

　　講到吃水果，許多糖友會說：「現在台灣水果都很甜，我怕血糖高所以我一口都不敢吃」、「我都吃不甜的芭樂，反正不甜所以想到就吃，有時候一天吃好幾顆」。

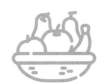

事實上，水果的甜度與血糖高低並非呈現正相關，不應該以水果的甜度來判斷影響血糖高低的程度。

根據中華民國糖尿病衛教學會公布「水果甜度與血糖高低認知自我評量」調查，七成糖友每天水果攝取量不到衛福部建議的兩份，有一成糖友平日不敢吃太甜的水果，水果選擇單調且重複性高。

水果影響血糖的高低因素，最主要的是攝取量，即使吃起來較不甜的芭樂、小番茄甚至是檸檬，若一天吃大量，仍然會造成血糖的劇烈起伏。

建議糖友每天攝取兩份水果，拳頭大小的量約為一份，例如一份水果大約等於柳丁一顆或 1/3 顆芭樂或約

9-10 顆葡萄。

　　另一個影響血糖的因素是食物本身的成分以及纖維量多寡。例如：西瓜纖維很少，確實較易造成血糖升高，屬於高ＧＩ水果；奇異果、蘋果、櫻桃、葡萄柚等纖維含量高，即使嚐起來很甜，但仍歸屬於低ＧＩ水果，對血糖波動的影響較小。

　　因此糖友們應學會水果份量估算，搭配血糖測量，並非以主觀的嚐起來甜不甜來推測血糖波動喔！

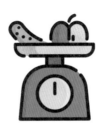

營養師告訴你

　　蔬菜類的好處眾所皆知，包括含豐富膳食纖維，增加腸道順暢及穩定血糖。

　　綠色葉菜類之外，竹筍、海帶、豆芽、蘿蔔、洋蔥、小黃瓜、絲瓜、各式蕈菇類(香菇、金針菇、木耳、杏鮑菇)…等，都屬於優良的蔬菜類攝取來源。再次提醒糖尿病友們，玉米、南瓜、地瓜，甚至綠豆紅豆是全穀雜糧類，都不是蔬菜類喔！

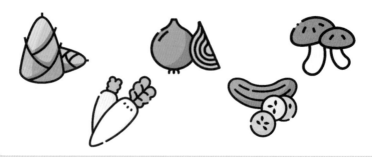

3-3

糖上癮是真的？！

你有沒有過這樣的經驗？當心情很差時，來一杯全糖的珍珠奶茶或是含糖飲料，喝完瞬間就是「爽」！

不碰還好，但一碰手中的甜點或飲料，一個接一個、一杯接一杯，總是不斷的告訴自己這是最後一個，然而卻還是忍不住的，再拿起下一個，直到全部吃完為止……

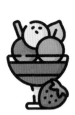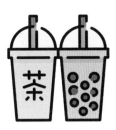

營養師告訴你

　　攝取精緻糖容易導致血糖急速上升，胰島素為了急速上升的血糖而大量分泌，使血糖往下降低，在血糖波動度變大的情況下，除了提高心血管疾病的風險之外亦容易帶來飢餓感，飢餓感驅使我們再次進食以維持血糖濃度及獲得滿足。

　　另一方面來說，當身體攝取精緻糖時，腦部會短暫釋放多巴胺（Dopamine）等使心情愉悅的賀爾蒙，而因攝取甜食造成的愉悅感作用非常的快速，所以攝取甜食或甜飲後很快就會有爽快感。

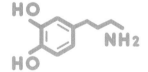

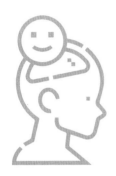

爽快感的快速消失，也會使我們忍不住再次攝取甜食及甜飲，以重新獲得爽快感。

除此之外，身體對於攝取甜食產生短暫愉悅感的閾值也會隨之下降，以往喝一杯飲料就能達到 95% 的幸福感，接下來喝一杯一樣容積的飲料只能達到七成的幸福感，必須喝超過一杯才能達到 95% 的幸福感，因此產生糖上癮。

對於糖上癮的人，其大腦成癮的反應，跟毒品上癮者的腦部反應是非常相似的。

為了健康，一起戒糖吧！

蜂蜜也是糖，不會降血糖喔！

蜂蜜的成分主要是碳水化合物（醣類），其中大部分是葡萄糖和果糖，所以蜂蜜也是一種糖，吃蜂蜜並不會降血糖。

過量攝取蜂蜜，會讓糖尿病友的血糖起伏較大，糖尿病友需留意蜂蜜的攝取。

黑糖也是糖，糖尿病友需留意！

黑糖的成分主要是碳水化合物（醣類），其中大部分還是蔗糖、也包含少量的葡萄糖和果糖，所以黑糖也是一種糖。雖然黑糖裡面含有礦物質像是鈣和鉀，不過我們可以經由攝取乳製品來獲得鈣，或是攝取其他蔬菜類來獲得鉀，不一定要吃黑糖才能獲得這些礦物質。

　　若過量攝取黑糖，會讓糖尿病友的血糖起伏較大，糖尿病友需留意黑糖的攝取。

冰糖也是糖，糖尿病友要注意！

　　冰糖常出現在補品中，讓人常把冰糖和滋補身體聯想在一起，但是吃冰糖真的有比較健康嗎？冰糖其實也是碳水化合物（醣類），冰糖主要是由白砂糖融解再結晶後製成，所以顆粒會比較大，但其中大部分都是蔗糖，所以冰糖也是一種糖。

　　若過量攝取冰糖，會讓糖尿病友的血糖起伏較大，糖尿病友需留意冰糖的攝取。

此頁參考糖汰宗書院魏洋樺營養師製作之圖文

3-4

輕鬆看懂營養標示——
醣類計算三步驟

很多人常常想問,「某某食品可不可以吃?」「營養標示上這麼多數字,到底要看哪一個?哪一個才是影響血糖的因素?」

營養師告訴你

　　在醣類、蛋白質、油脂三大主要營養素中,醣類是最直接影響血糖,最容易造成血糖起伏的主要營養素,因此必須先了解如何計算營養標示中的醣類。

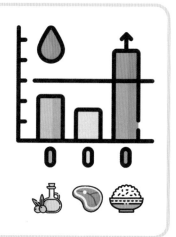

醣類計算三步驟

❶ 確認食物總份數、總重量

如圖，本包裝含 2 份，所以整份攝取完的熱量及蛋白質、脂肪、醣類及鈉等數值皆需乘以 2，分別為 304.8 大卡、蛋白質 24.4 公克、脂肪 13.6 公克、飽和脂肪 2.0 公克、碳水化合物 24.4 公克、糖 14 公克、膳食纖維 6.4 公克、鈉 40 毫克。

營養標示		
每一份量 250 毫升		本包裝含 2 份
	每份	每 100 毫升
熱量	152.4 大卡	60.9 大卡
蛋白質	12.2 公克	4.9 公克
脂肪	6.8 公克	2.7 公克
飽和脂肪	1.0 公克	0.4 公克
反式脂肪	0.0 公克	0.0 公克
碳水化合物	12.2 公克	4.9 公克
糖	7 公克	2.8 公克
膳食纖維	3.2 公克	1.3 公克
鈉	20 毫克	8 毫克

❷ 在碳水化合物欄，糖及膳食纖維皆包含在碳水化合物下，而膳食纖維本身不會造成血糖的上升

在計算總醣量時要扣除，故吃完整份食物，總醣量為 24.4 公克減 6.4 公克＝ 18 公克的醣。(15 公克的醣約為一份)

❸ 「糖」是指單醣與雙醣之總和，包括「自然存在的糖」和「添加糖」，因此，標示中的糖含量並不代表額外添加糖的量，需要以產品成分來進行判斷

舉例來說：牛奶中本身即存在的乳糖為雙醣，屬於自然存在的醣。乳糖歸類為雙醣，因此在營養標示上會歸類在碳水化合物下的「糖」，但不表示有額外添加糖。

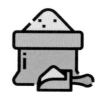

名詞小學堂

飽和脂肪、反式脂肪：飽和脂肪主要存在於動物性食物、肉類及部分植物油如椰子油、棕櫚油；反式脂肪大多存在於酥炸油、人造奶油中。

飽和脂肪及反式脂肪兩者皆會增加血栓、中風、心臟血管堵塞等心血管疾病的風險。有研究指出，總熱量中以多元不飽和脂肪取代 5% 來自飽和脂肪的熱量，可減少約 11.5% 冠心病死亡的機率。報導指出每天只要攝取少量 (4~5 公克) 的反式脂肪，就足以使血液中膽固醇升高，並增加罹患心血管疾病的風險。

糖尿病友是心血管疾病的高風險族群，因此在看營養標示時，亦須特別留意飽和脂肪及反式脂肪的含量。

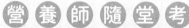

練習怎麼算：

　　如圖，這是市售某包零食的營養標示，若整包吃完，約吃進多少份醣類呢？（15 公克的醣為一份）

營養標示		
每一份量 32 公克		本包裝含 6 份
	每份	每 100 公克
熱量	162 大卡	506 大卡
蛋白質	1.2 公克	3.7 公克
脂肪	8.2 公克	25.7 公克
飽和脂肪	5.0 公克	15.6 公克
反式脂肪	0 公克	0 公克
碳水化合物	20.8 公克	65.0 公克
糖	0 公克	0 公克
鈉	190 毫克	595 毫克

算法如下：

步驟一：此包零食含 ＿＿＿ 份，所以整包零食吃完的總碳水化合物應為 ＿＿＿ 公克。（蛋白質 ＿＿＿ 公克、脂肪 ＿＿＿ 公克、鈉 ＿＿＿ 毫克。）

步驟二：總醣量為 ＿＿＿ 公克，每 15 公克算一份，所以此包零食一共含 ＿＿＿ 份醣類。

正解：

此包零食若全吃完，會吃進 8.3 份的醣類。

此包零食共含 6 份，所以整包總碳水化合物應為 124.8 公克（6*20.8 = 124.8)。每 15 公克醣類稱為一份，故 124.8/15=8.3，表示整包零食吃完會吃進 8.3 份碳水化合物，約吃進兩碗飯的含醣量喔。

1 份醣類

每含 15 公克碳水化合物的食物則稱為「1 份醣類食物」，因含醣食物直接影響血糖，故含醣食物需維持建議攝取量，不要過多或太少。

常見 15 克醣類（一份全穀雜糧類的代換）

¼ 碗白飯 ＝ ¼ 碗糙米飯 ＝ ¼ 碗五穀飯 ＝ ½ 碗稀飯

½ 碗麵條 ＝ 一片圓形甜不辣 ＝ 三片蘇打餅乾 ＝

三張水餃皮 ＝ ½ 條小地瓜

各式料理怎麼吃——
早餐篇

糖尿病友早餐常見組合

「聰明吃，吃得飽，血糖也穩定」

◆ 土司或饅頭

土司或饅頭屬於全穀雜糧類，許多人常單吃土司或饅頭配白開水，不僅單調，也容易有飢餓感。

這樣吃會更好 饅頭或吐司搭配蛋或鮪魚，飲品可選無糖豆漿或牛奶

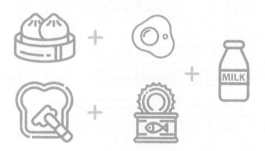

◦ 稀飯

來碗暖呼呼的稀飯配上醬菜，是很多人喜愛的早餐選擇。想吃稀飯時，怎麼搭配會更好呢？

稀飯糊化程度高，容易造成血糖急速升高，所以一定要搭配大量蔬菜及適量蛋白質攝取。

這樣吃會更好 　大量的青菜＋適量稀飯＋適量的蛋白質

營養師告訴你

稀飯該怎麼吃，血糖較穩定呢？

① 控制該餐稀飯總攝取量

一碗稀飯大約等於半碗乾飯所含醣量，因此吃稀飯，總攝取量要計算好。每個人的身高體重、活動量、生活習慣、藥物皆不同，所以不是每個人適合的攝取量都一模一樣喔。

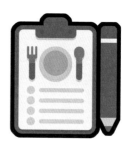

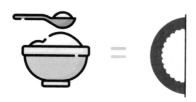

❷搭配青菜及蛋白質類食物

單純的攝取白稀飯或僅搭配少量醬菜，會使血糖快速飆升。建議攝取稀飯的同時，搭配青菜或是豆腐、魚肉等蛋白質類的食物，可以減少血糖飆升的機率。

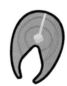

❸避免過度糊化

澱粉在高溫下溶脹、分裂形成均勻糊狀溶液的特性，稱為澱粉的糊化。因此在煮粥時不要熬煮過爛，可減少粥品糊化程度，減少血糖起伏。

名詞小學堂

糊化：白飯在高溫熬煮後會產生「糊化作用」形成稀飯。糊化後稀飯的分子較小，容易被身體吸收。因此，在腸胃較虛弱時、或是消化吸收能力較差的老年人及嬰幼兒也會建議攝取稀飯以減少腸胃負擔。然而，因稀飯容易消化吸收的特性，對於糖尿病友來說，攝取稀飯非常容易造成血糖的飆高。

燕麥片

燕麥片含醣類及纖維，所以是好的全穀雜糧類來源，適量吃剛剛好。記得選擇原味未調味的麥片喔。

這樣吃會更好　**燕麥片搭配牛奶或無糖豆漿及少許堅果**

燒餅油條

燒餅油條皆屬於澱粉類且富含大量油脂，攝取後容易造成血糖上升且上升時間十分久。

這樣吃會更好　不要常吃燒餅油條，如果要吃也搭配蔬菜與蛋白質，同時減少攝取量或與他人分享剛剛好。

牛奶

牛奶主要提供醣類、優質蛋白質、油脂及 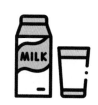 鈣質，國人普遍攝取鈣質不足，攝取乳製品是最快速獲取每日所需鈣質的方式，因此在每日飲食指南中建議每日攝取 1.5-2 份的乳製品以補足每日所需鈣質。鮮奶、保久乳、優格、起司片皆為乳製品，建議糖友可依照自己喜好選擇不額外添加精緻糖的乳製品。

豆漿

豆漿是由黃豆製成，屬於「優質的植物 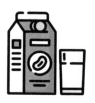 性蛋白」，可另外搭配適量的全穀雜糧類作為早餐，例如饅頭、吐司或是麥片等。糖友建議優先選擇無糖的豆漿，避免攝取過多精緻糖，造成血糖劇烈起伏。

米漿

米漿由米、花生、糖製成，食物分類上分別屬於全穀雜糧類、油脂類及精緻糖。除了含有過多精緻糖外，磨碎的穀物好消化吸收，非常容易造成血糖劇烈起伏外，市售一杯米漿油脂含量接近 10 克，油脂含量偏高，該餐其他食物也應盡可能清淡，避免油脂攝取過多。

無論是純米漿或糙米漿，大多含有大量精緻糖及油脂（花生）含量偏高，糖尿病友應盡可能避免飲用。

咖啡

根據美國研究顯示，咖啡可以存在於健康飲食型態中，可「適量」攝取。哈佛大學公衛學院的相關研究，表示適量喝黑咖啡對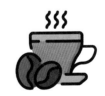身體的益處大於壞處，包括降低罹患第二型糖尿病、心臟病、子宮內膜癌、帕金森氏症及憂鬱症等風險。有部分研究顯示喝黑咖啡後相較於未喝咖啡飯後血糖有較高的現象，但對於

第二型糖尿病友，長期規律的攝取黑咖啡有助於控制血糖及改善胰島素阻抗。相對的，喝咖啡可能會造成失眠、胃食道逆流或是焦慮等問題，因此需適量喝且依照自身情況做調整。

怎麼喝

不建議額外添加糖或奶精且每日咖啡因含量不宜超過 300mg。

骨質疏鬆患者或是高危險群務必攝取足量鈣質，可減少因咖啡因攝取增加骨質流失風險的問題。同時，咖啡因具有利尿效果，建議喝完咖啡要補充水份避免脫水。

● **300mg 的咖啡因究竟是多少咖啡呢？**

　　一般而言，黑咖啡咖啡因含量相較於有添加奶類的拿鐵等較高。消保會亦推動咖啡因含量標示，不少業者都有參與，大家也可依照標示選擇咖啡，避免咖啡因攝取過量。

● **表該杯咖啡因每杯 200-300mg，甚至超過 300mg 以上**

● **表該杯咖啡因每杯 100-200mg**

● **表該杯咖啡因含量低於 100mg**

3-6

各式料理怎麼吃——
午晚餐篇

糖尿病友常見午餐 / 晚餐組合

「聰明吃，吃得飽，血糖也穩定」

很多糖尿病友常覺得這也不能吃、那也不能吃。吃太少怕餓，吃多了又怕血糖高，不知道怎麼吃才適合

以下這三項，缺一不可

「全穀雜糧類」＋「豆魚蛋肉類」＋「蔬菜類」

♦ 全穀雜糧類

選擇「麥片」、「飯」、「麵條」、「水餃」、「饅頭」、「土司」等都可以。這類的食物最容易立即影響血糖，記得控制好總量，適量吃，血糖一樣可以穩穩的。

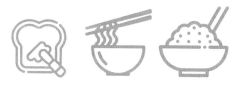

份量代換

簡易全穀雜糧類食物份量代換：

一份全穀雜糧類 =¼ 碗白飯 =½ 碗麵條 =½ 條小地瓜 =⅓ 根玉米 =½ 碗南瓜 = ⅕ 個芋頭

小提醒

若該餐全穀雜糧類如玉米、南瓜、芋頭等較多，也可將所以全穀雜糧類裝進平常吃飯的碗中，約略「一平碗」全穀雜糧類食物＝「一平碗麵條」＝「半碗」白飯。

🍶 豆魚蛋肉類

　　黃豆製品、魚 / 海鮮、蛋、雞肉、豬肉等都含豐富的優質蛋白質，可以增加飽足感，維持肌肉量，也是構成身體組成的成份之一。選擇上以中低脂的蛋白質為主，料理方式儘量避免油炸等烹調方式。

　　無論是糖尿病友或是健康成年人皆建議避免攝取過度加工的蛋白質，例如：培根、火腿、香腸、熱狗等。

　　蛋富含優質蛋白質、脂肪、卵磷脂及多種維生素和鐵、鈣、鉀等人體所需要的多種礦物質。雞蛋有完整胺基酸，90% 以上都能被人體吸收，其『生物價』遠高於其他食物，是非常好的蛋白質來源。

　　許多人擔心「吃蛋會造成膽固醇的升高？！」在美國《飲食指南》（Dietary Guidelines）提到，飲食中攝取的膽固醇並非導致人體血液中膽固醇提高的主要原因，遺傳、缺乏運動及菸酒等或許與膽固醇及心血管疾病的相關性較高。中華

民國血脂及動脈硬化學會、台灣營養學會及中華民國心臟學會於 2016 年曾發表聯合聲明，希望民眾應分清「血中膽固醇」和「食物中膽固醇」是兩件事。**控制血中膽固醇，最重要的是要控制飽和脂肪和膽固醇含量均高的食物**，如：麵包、糕點、奶油、冰淇淋等，其次是**增加蔬菜、水果等膳食纖維的攝取**。許多本身膽固醇含量高但飽和脂肪含量不高的食物，例如雞蛋、蝦子等，因其營養價值高，建議可均衡攝取。

在 2020 英國醫學期刊 BMJ 整理了三篇世代研究—有關攝取雞蛋的頻率與罹患心血管疾病之間的關係，發現每天攝取一顆蛋並不會增加心血管疾病的風險。在亞洲族群身上，每天攝取一顆蛋或許可能降低心血管疾病的罹患率。

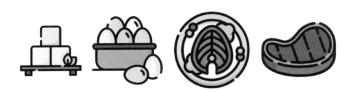

> 我中午和晚上就是訂便當最方便，或是點水餃來吃，這一定會碰到澱粉啊，人家說不能吃飯，怎麼可能！到底該怎麼吃？沒吃飽怕沒體力啊！

♦ 聰明吃便當

對於大部分外食族而言，便當是個很方便的選擇。參考以下步驟，也可以攝取相對適合糖尿病友的食物喔。主菜的部分選非油炸類，例如烤魚、炒肉片或滷雞腿都很適合糖友，配菜的部分皆建議選擇蔬菜類。也許有些人會疑惑，配菜若全部都選蔬菜會不會造成蔬菜吃太多、蛋白質或澱粉類吃不足的情況？根據 2013-2016 年國民營養健康狀況變遷調查結果，除了 45 歲以上女性的蔬菜量普遍接近建議量之外，其他的族群以及男性的蔬菜攝取量皆與建議量有較大的差距。

　　而若以美國「我的餐盤 my plate」或是衛福部台灣版的「我的餐盤」來看，該餐以便當作為正餐時，配菜部分皆選擇蔬菜類，如此整餐的全穀雜糧類、豆魚蛋肉類及蔬菜類的營養比例較能接近美國或是台灣版的餐盤建議量。

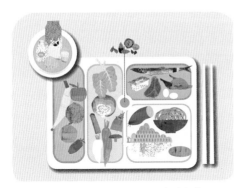

衛生福利部國民健康署台灣版我的餐盤

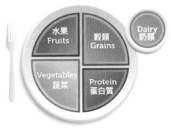

此為美國版 我的餐盤 My Plate

　　主食的部分，大部分便當店都是提供白飯，但是最重要是控制好每餐攝取的飯量以及調整進食順序為先吃蛋白質及蔬菜，再開始吃白飯，也能幫助飯後血糖更穩定。

營養師告訴你

特別要提的是「滷排骨」大多為了預防肉片下鍋滷之後縮水,會先油炸再滷,需要特別留意。

一般糖友建議可將蔬菜份量佔該餐所有食物比例的一半,另一半則為碳水化合物及蛋白質。若飯後血糖仍然偏高,可以再適量減少澱粉的份量;需增加蛋白質攝取量的糖友,也可增加蛋白質的份量。

水餃這樣吃

大約每 3 顆水餃皮約略等於 1/4 碗飯(一份澱粉),因此可依照平常每餐攝取澱粉量攝取水餃顆數。很多人聽到的直覺反應是,這樣水餃只能吃幾顆怎麼可能會飽,別忘了光吃水餃的蔬菜及蛋白質皆略顯不足,記得加點一盤蔬菜及些許蛋白質如加一顆滷蛋或是無糖豆漿,才會吃得更飽更均衡喔。

火鍋地雷多

火鍋在冬天也是常見的外食選擇，有時候糖友常反應，為什麼每次吃完火鍋血糖都特別高，即使蔬菜吃很多、蛋白質以及飯量也都控制得很好啊，甚至還主動選擇熱量較低的冬粉呢。

其實，火鍋中常見的配料例如：米血糕、甜不辣、各式餃類、年糕等等也都是含醣量高的食材，也都需要列入醣類份量計算，許多加工食品也是隱形的地雷，儘量要少吃。

最後，叮嚀大家，火鍋店很好心搭配的含糖飲料及甜點也是爆糖的一大地雷喔！

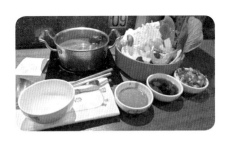

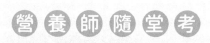

水餃：
圖片這盤水餃的主食澱粉類約
為：＿＿＿＿份。

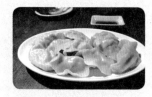

自助餐組合：
　　圖片的餐盤為＿＿＿＿份蔬
菜及＿＿＿＿份碳水化合物

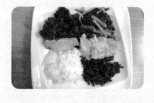

便當：
　　圖片的餐盤為＿＿＿＿份蔬
菜及＿＿＿＿份碳水化合物

　　簡單估算法：建議可將蔬菜份量佔該餐所有食物比
例的一半，另一半則為碳水化合物及蛋白質。

隨堂考答案：

1. 水餃：約含 3.3 份碳水化合物

盤子中共有 10 顆水餃，水餃皮每三顆為一份碳水化合物（澱粉），故本盤共有 3.3 份碳水化合物。

10/3=3.3

2. 自助餐：約含 2 份碳水化合物

自助餐的紙碗中約 6-7 分滿 = 2 份碳水化合物。

3. 便當：約含 2 份碳水化合物

3-7

各式料理怎麼吃──
麵食篇

麵攤小吃篇

　　對於麵類，許多糖友常覺得吃麵容易造成飯後血糖飆高又吃不飽，然而試著學會份量估算及菜色搭配，也可以擁有多元化的飲食及控糖穩穩喔。

♦ 豆魚蛋肉類

　　可選擇嘴邊肉、腱子肉等作為蛋白質來源，各式豆製品，如滷豆腐、豆乾或是滷蛋也都是很好的蛋白質來源。

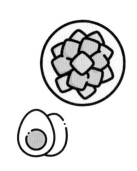

　　但是百頁豆腐大多由大豆蛋白、油脂、蛋白粉、調味料等製成，油脂含量非常高，不建議時常攝取，需要控制熱量的人亦須特別留意。

◢ 全穀雜糧類

每家店家的大小碗有所差異，但普遍來說台式麵攤「小碗」的麵約等於七分滿飯的含醣量，因此建議可依自己喜好選擇一碗「小碗」主食，但需要避免勾芡類（羹類）的湯頭。

減肥聖品—冬粉？

冬粉過去往往被認為是減肥聖品，甚至有人認為吃冬粉就不會有熱量、不會升血糖的傳說。

冬粉大多由綠豆、馬鈴薯澱粉等製成，有熱量且在營養學上歸類為全穀雜糧類。

市售一捆冬粉約略等於半碗飯，與整碗麵條相比含醣量相對較低，但仍含有醣類故需列入醣類份量計算。

🌢 蔬菜類

豆魚蛋肉類及蔬菜類的攝取可幫助我們有飽足感且使血糖較為穩定。市售麵類所附的蔬菜通常非常少，因此建議額外再點一份蔬菜才能補足每日蔬菜量。

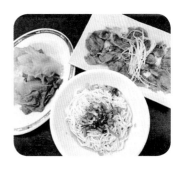

3-8
各式料理怎麼吃——
義式料理篇

認識食物可以享受美味，又讓血糖控制穩定喔

● 湯品

今天的湯品是濃湯，濃湯的湯底大多使用馬鈴薯泥、南瓜、玉米或是使用麵粉來增加湯的濃稠度，非常容易使血糖飆升，**不建議糖尿病友飲用**（可挑選湯品中的料吃就好）。相對來說，義式料理中較清爽的蔬菜湯或番茄湯是比較適合糖尿病友的湯品。

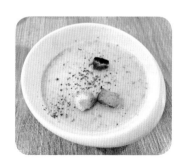

● 沙拉

木盆沙拉有多種蔬菜，是穩定血糖的好幫手，同時有多種植化素，可幫助身體抗氧化、抗發炎，很適合在吃主餐來一碗

生菜沙拉。對於沙拉醬的選擇，建議可選擇油醋醬、和風醬，避開千島醬、美乃滋等高熱量且含糖量較高的沙拉醬。

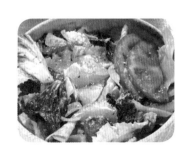

◑ 主菜 / 排餐

主菜是烤雞腿飯，雞肉是中低脂優質蛋白質，非常適合糖尿病友及想要控制體重的人。

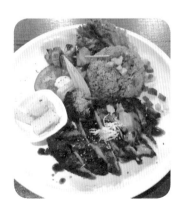

圖中餐盤中的飯量約等於一碗飯，因此若平常飯吃一碗的人，此份飯量全部吃完剛剛好，若吃七分滿或是半碗飯的人則建議與親友共享喔。

義大利麵

　　義大利麵屬於低升糖指數(glycemic Index，GI)的食物，但是還是要控制進食總量，使其達到低升糖負荷(Glycemic Load，GL)，更能真正有效控制血糖。

　　一般每份義大利麵約為 4-6 份主食類，相當於一碗到一碗半的飯量，所以若平時每餐攝取半碗飯或七分滿的人，適合與他人共享一份義大利麵。

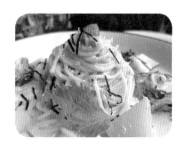

名詞小學堂

升糖負荷 (Glycemic Load)：是指除了食物升糖指數 (GI) 外，同時考量所攝取食物的總醣量。（ GL=GI/100* 總醣量）

舉例來說義大利麵屬於低升糖指數 (GI) 的食物，但也要控制總攝取份量（總醣量）；糙米 / 五穀米為低 GI 食物，但仍要控制總醣量，以減少血糖的起伏。選擇低 GI 食物很好，但也要控制總醣量，血糖控制的才會更好。

● 飲品

飲品無論是果醋、果汁（包含鮮榨果汁）、軟性飲料、冰沙等都不適合糖尿病友攝取，即使加了冰塊或用水稀釋讓嚐起來的甜味較低，但仍然將所有的含糖成分皆喝進身體裡，無助於血糖控制。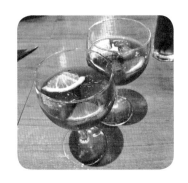

建議可選無糖茶飲、氣泡水等不含精緻糖的飲料，減少血糖起伏及熱量攝取。

3-9

各式料理怎麼吃——
日式料理篇

◉ 定食

　　烤雞腿定食、烤魚定食相對來說，除了澱粉外，還有均衡的蛋白質，部分店家也會搭配生菜或是小菜，以日式料理來說，算是較均衡的一餐。減少主菜炸物的攝取以及控制好澱粉量，糖尿病友也能享受日式定食。

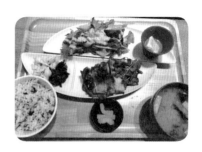

◉ 壽司

　　壽司是日式料理中的特色食物之一，雖說壽司嘗起來感覺很清爽，但壽司所含的醣量不容小覷。醋飯在製作過程中除了添加醋外，還會添加少量的糖，大約

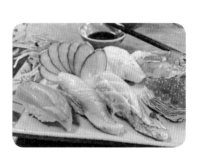

每兩貫握壽司含醣量就相當於 ¼ 碗飯、每兩個花壽司含醣量將近 ⅓ 碗飯且蔬菜量極低,在選擇壽司作為該餐時,須特別留意食物份量及搭配。

建議搭配　兩份青菜(如秋葵／花椰菜或洋蔥)搭配 + 生魚片 2 盤 + 適當的壽司量 (4 貫 -6 貫的握壽司) 或是 (2 個 -4 個花壽司)

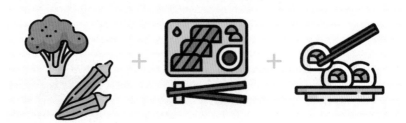

◈ 拉麵

　　拉麵也是日式一大經典料理,但平均每碗拉麵含醣量 6 份,相當於一碗半的飯的含醣量,建議降低攝取頻率,久久解饞一次即可。

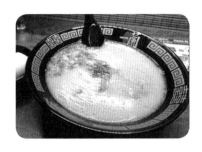

建議
搭配
　　一盤蔬菜加上非油炸類的蛋白質或是將炸物去皮後食用。

 +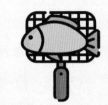

季節性飲食——
清明節

🔹 潤餅

　　潤餅是清明時節常見的食物之一，參考以下技巧，糖尿病友們也可以健康吃潤餅。

潤餅皮＝主食類（一片潤餅皮約等於半碗飯）
因此潤餅要當正餐吃，與主食類做份量代換

　　高麗菜、豆芽菜、紅蘿蔔、小黃瓜等皆是潤餅的常見蔬菜，纖維含量豐富，可多多食用。

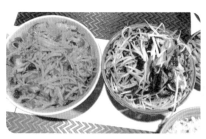
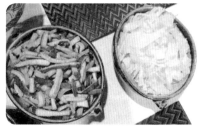

市售花生粉會添加砂糖，易造成血糖急速升高，建議減量食用。若是自己製作潤餅，可將無調味堅果壓碎取代市售花生粉，視需要添加代糖作調味，更健康！

建議搭配　市售潤餅一般來說，蛋白質較不足，可搭配涼拌豆腐或番茄豆腐蛋花湯或無糖豆漿，補足該餐蛋白質，吃得更均衡。

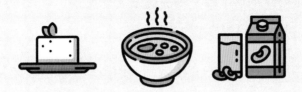

3-11

季節性飲食——
端午節

🔸 粽子

　　端午節難免吃粽子應景一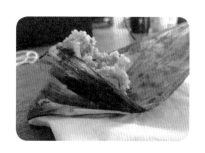
下，要知道餡料拌炒過的粽子內
餡，油脂本身含量較高，每顆換
算後約有 1-3 份油脂（國民飲食
指南建議每日攝取量為 3-7 茶匙
（1 茶匙就是 1 份））。除此以外，**粽子是「糯米製品」**，對
於腸胃功能不佳者，容易造成腸胃不適，對於有血糖問題者，
糯米容易造成血糖急遽上升，飯後血糖飆高，再加上餡料的高
油脂，**血糖亦不易下降**。糖尿病友若想應景，可以下列方式攝
取粽子，但務必淺嚐即止。

　　每顆粽子換算後約有半碗到一碗多的全穀雜糧類及油脂。
可於正餐（早、午或晚餐）中以「半顆到一顆小粽子」"代替"
該餐的全穀雜糧類（麵食、飯）等，並搭配豐富蔬菜及適量優
質蛋白質。

建議 搭配	優質中低脂蛋白質＋豐富蔬菜 ＋粽子

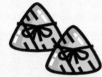

營養師告訴你

❶ 粽子是糯米製品，支鏈澱粉較多，血
　糖非常容易急速上升

一般都不建議糖尿病友攝取糯米製
品，若攝取則建議該餐要先吃蔬菜及
蛋白質，最後再吃粽子。

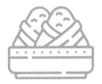

❷ 常見糯米製品

其他常見的糯米製品尚有：湯圓、傳統飯糰等，攝取後也都容易造成血糖的急速上升。

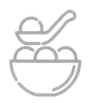

❸ 粽子製作過程中已添加大量油脂

此餐的蛋白質建議以中低脂蛋白質，例如魚、豆腐、雞肉等為主。蛋白質的選擇及烹調不適合再含有大量油脂，而豐富蔬菜攝取可延緩血糖上升。

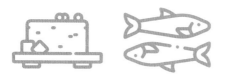

3-12

季節性飲食──
中秋節

烤肉篇

「花好月圓人團圓」烤肉是部分人過中秋節的習慣，如何健康的享受美食快樂過節呢？

● 份量估算好、食材分類分清楚

玉米、甜不辣、豬血糕、土司、地瓜等皆屬於主食類，會影響血糖的波動，因此總份量要控制好，要與該餐"主食類"（飯、麵等）彼此做替換，避免血糖過度升高及熱量攝取過多。

建議可以準備一些生菜取代吐司搭配肉片吃，增加纖維攝取。

主食換算

以下是常見「一份」全穀雜糧類的份量代換

一片切邊薄吐司 = 一片圓形甜不辣 =¼ 碗飯 =⅓ 截玉米

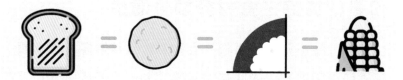

◢ 無糖茶飲取代可樂汽水或果汁等含糖飲料

市售含糖飲料容易使血糖急速上升，增加心血管風險，對身體造成負擔。來一杯無糖茶飲或是無糖氣泡水，解膩同時也解渴。

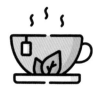

● 低脂新鮮食材，享受美食無負擔

食材的採購，建議以新鮮食材如：
蛤蜊、魚片、蝦、花枝、雞腿、豬里肌、
雞胸肉等中低脂蛋白質為主，取代培根、
香腸、五花肉、梅花肉片等高脂肉或過
度加工之食材。

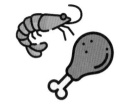

● 自製烤肉醬

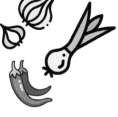

市售的烤肉醬熱量驚人？！自己準備
烤肉醬是最好的解決方式！試試使用蔥、
薑、蒜等天然辛香料搭配些許醬油及醋

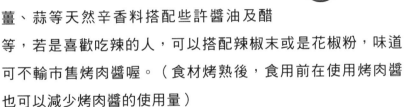

等，若是喜歡吃辣的人，可以搭配辣椒末或是花椒粉，味道
可不輸市售烤肉醬喔。（食材烤熟後，食用前在使用烤肉醬
也可以減少烤肉醬的使用量）

月餅篇

　　常見糕餅熱量驚人，不適合當作零嘴點心，請一定要跟食物做替換，避免血糖升高，體重又增加。

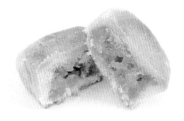

鳳梨酥（約 45 公克）

一顆鳳梨酥約含有（**202** 卡 / 顆）

含醣量：**28.8** 克（將近半碗飯）

油脂：**1.5** 茶匙

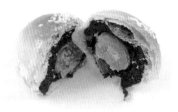

棗泥蛋黃酥（約 60 公克）

一顆棗泥蛋黃酥含有（**284** 卡 / 顆）

含醣量：**29.4** 克（約半碗飯）

油脂：**3** 茶匙

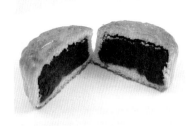

廣式月餅（約 60 公克）

一顆廣式月餅含有（**205 卡 / 顆**）

含醣量：**33.7 克**（約半碗飯）

油脂：**1.5 茶匙**

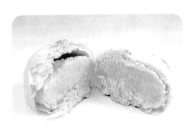

綠豆小月餅（約 65 公克）

一顆綠豆小月餅含有（**276 卡 / 顆**）

含醣量：**29 克**（約半碗飯）

油脂：**3 茶匙**

3-13
季節性飲食——
尾牙

♦ 拼盤堅果適量吃

拼盤中常見有堅果類食物，可適量攝取。堅果類食物含單元不飽和脂肪酸，是好的油脂，適量攝取對心血管有益。

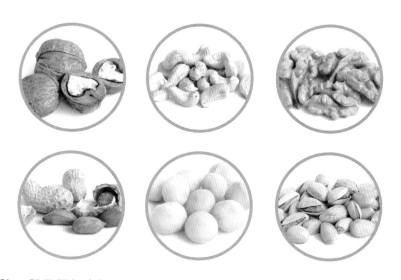

註一 堅果類包含腰果、花生、開心果、南瓜子、松子、核桃仁等食物皆稱之

註二 「適量」是指每人每天攝取所有堅果類食物相加約 1 個免洗湯匙的量

● 羹類、麻油湯品挑料吃

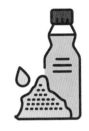

魔鬼藏在細節裡，海鮮「羹」、什錦「羹」，勾芡的湯體會讓血糖快速上升，**因此建議遇到羹類湯品「挑料吃」，不要喝湯，可預防血糖急速上升。「麻油」湯品也是挑料吃。過多的油脂，會影響血糖的代謝，因此遇到此類食物也建議聰明的挑料吃。**

● 控制每餐含澱粉的食物總量

除了白飯外，米糕、刈包的麵皮、甜點、蝦捲的皮、各式燒賣外皮、餃子類、粉絲煲及銀絲卷等皆為澱粉類食物，皆會影響血糖，須納入每餐澱粉總攝取量，才可維持餐後血糖穩定。

💧 適量飲酒、少喝果汁、選用無糖茶飲

尾牙應酬、飲酒在所難免，適量飲酒可避免熱量攝取過多、血糖升高及脂肪堆積。

那～喝果汁呢？許多人常覺得我才喝一點果汁還好吧，或是我喝果汁都加很多冰塊稀釋，喝起來較不甜，應該不太會影響血糖？！果汁的含糖量及熱量其實相當高，不管是現榨果汁還是濃縮還原皆是如此。每 100c.c 果汁就有 50-60 大卡，含近一份水果的醣量，而果汁的型態少掉了纖維（一般果汁即使現榨，會把纖維去掉），相較於吃水果更沒飽足感，通常一杯果汁裡面的水果量都比想像的多，血糖當然急速上升。還是喝無糖茶飲吧！

營養師告訴你

  逢年過節總是難免需應景享用大餐，除了儘量遵循主食類總量管制的觀念，零食飲料則是能免則免，更建議大家，可在享用大餐後測量血糖，更可以了解食物對血糖的影響喔。

3-14

季節性飲食——
春節

零食與飲料

健康過新年一採買小提醒

採買年菜時，留意以下幾點，也可以快樂且健康過新年喔！

● 飲料類

　　白開水 (氣泡水) 及無糖茶飲是最好的選擇！即便是標示「低糖」，依然含有大量的精緻糖，會使血糖急速上升。(果汁的含糖量也很高，也不適合糖尿病友飲用)

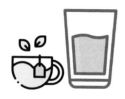

無糖茶飲／開水

含糖量 0

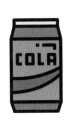

330ml 罐裝碳酸飲料

含糖量約 35g ／罐　約等於 7 顆方糖

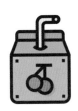

250ml 鋁箔果汁

含糖量約 27-30g ／個　約等於 5-6 顆
方糖

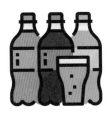

600ml 冬瓜茶

每瓶含糖量約 42g 約等於 8 顆方糖

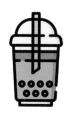

500ml 全糖珍珠奶茶

含糖量約 44g/ 杯 約等於 8-9 顆方糖

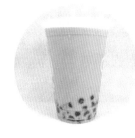

左圖為市售某手搖飲，實測一杯中杯珍珠鮮奶茶的「珍珠含量」，約為 1.9 份澱粉，約將近半碗飯，小小一杯配料熱量驚人。

小學堂

手搖杯是台灣特色飲品，甜度冰塊都可以客製化調整，還有許多配料可選擇，增加口感。

甜度選擇無糖是糖尿病友的最佳建議。除了甜度外，聰明選配料也可幫助控糖穩穩喔。

常見配料

· 珍珠、芋圓為太白粉 (或地瓜粉、樹薯粉) 或地瓜／芋頭加上糖漿製成，因此屬於澱粉，含醣量不容小覷。

· 仙草及愛玉大多為水份，是熱量較低且富含飽足感的配料首選。

· 蘆薈 - 天然蘆薈口感較差，市售飲料店大多選擇已浸泡在糖水中增加口感的罐裝蘆薈作為配料來源，熱量很高。

● 零食類

減少零食類的採買及攝取吧！很多人常常覺得吃大餐才會讓血糖升高，所以正餐吃少少，但是零食一口接一口～

零食大多含精緻澱粉再搭配大量油脂，飽足感低熱量高，

不自覺便攝取過量，而精緻澱粉及油脂的組合容易讓血糖飆高且居高不下。

蛋捲

每 2 根含醣量約 15g(約 ¼ 碗飯)

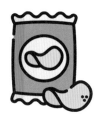

洋芋片（小包）

每包含醣量約 45g（ 約 ¾ 碗飯）

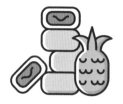

鳳梨酥

每個含醣量約 28.8g(約 ½ 碗飯)

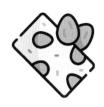

牛軋糖

每 2 個含醣量約 15g(約 ¼ 碗飯)

營養師告訴你

　　有些商家會使用果糖增加甜度，果糖雖然不會立刻使血糖（血糖是葡萄糖）上升，但是長期食用一樣會造成脂肪肝、肥胖、胰島素阻抗增加，對血糖控制還是有不好的影響，還是少吃為上策喔！

糖尿病友可以吃蔬果嗎？

　　糖尿病友可以吃蔬果嗎？蔬果蔬果，什麼是蔬？什麼是果？蔬果又該怎麼吃？

> 　　聽說要天天吃蔬果，有人說天天五蔬果，
> 也有人說蔬果五七九，可是有些蔬果吃起來甜甜的耶，
> 　　　　糖尿病友可以吃嗎？

 營養師告訴你

什麼是天天五蔬果？為什麼要天天五蔬果？

　　天天五蔬果或蔬果五七九是指每天蔬果應攝取「份數」而非種類。「天天五蔬果」是指建議每天應至少攝取「三份蔬菜及兩份水果」。蔬菜水果中含有維生素、

礦物質、膳食纖維及植化素，這些都是維持腸道健康、預防心血管疾病、癌症發生率等所需的營養素。

而「蔬果五七九」，則是更進一步依據性別、年齡區分，建議成人男性一天攝取蔬果至九份（五份蔬菜及四份水果）、成人女性七份（四份蔬菜及三份水果），兒童則為五份（三份蔬菜及兩份水果）。

因水果中糖分較高，所以針對有血糖問題的糖友大多建議每天攝取兩份水果即可。

天天
五蔬果

三分蔬菜　　　　　　　　　　　兩份水果

蔬菜

　　常見的蔬菜除了一般眾所皆知的綠色葉菜類、高麗菜、白菜之外，各式菇類如香菇、金針菇、杏鮑菇、木耳、海帶、洋蔥、大小黃瓜以及大番茄也都屬於蔬菜類。

水果

　　常見的水果有芭樂、柳丁、西瓜、葡萄、蘋果、釋迦、奇異果以及小番茄也都屬於水果類。

哪些是糖尿病友們容易混淆的蔬菜與水果呢？

- **容易被誤會為蔬菜的食物有：南瓜、玉米、地瓜、馬鈴薯、栗子、山藥以及芋頭。**

我不是蔬菜唷

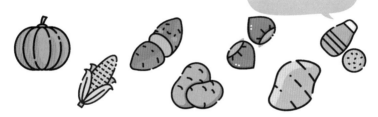

他們在營養學分類上屬於全穀雜糧類，因此攝取量應該與全穀雜糧類做代換，而不是蔬菜類。（以上這些食物口感咬起來大多鬆鬆軟軟的）

- **容易被誤會為水果的食物有：酪梨** 我不是水果唷

每 100 公克酪梨含油脂約 7.6 公克，若完整攝取一顆酪梨，約可攝取到油脂 28 公克所以在分類上屬於油脂類，而非水果類。

什麼是一份

蔬菜

蔬菜 100 公克一份，可以藉由日常生活常用的器具作為定量工具較方便。生菜一碗約為一份；煮熟的菜半碗約為一份；市售便當一小格菜約等於 0.5 份的蔬菜量。（此一碗為家中吃飯的飯碗大小）

水果

一個拳頭大小的水果即為一份，或是可將水果切塊裝入吃飯的碗中八分滿，即為一份。

以上是水果實際秤重『一份』的多寡，建議可以用吃飯的碗作為定量工具

我不喜歡吃蔬菜，可以全部以水果代替嗎？

營養師告訴你

蔬菜與水果雖然其中所含有的營養素極為類似，但是水果的醣類含量較高、熱量也較高，因此不能直接與蔬菜做替換。

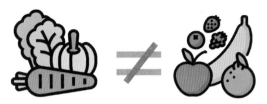

備註：每份蔬菜含醣量約 5 公克且含大量膳食纖維，而每份水果含醣量為 15 公克。

現在台灣的水果很甜耶，需不需要特別挑選
不甜的水果來吃，或是直接選擇芭樂、小番茄等
不甜的水果來降血糖？

 營養師告訴你

　　首先，一定要明白沒有可以降血糖的水果，即便
是正常人，進食任何一種水果皆可能會造成血糖的升
高。

　　再來，水果的甜度與血糖升高的程度不見得完全
正相關，也不適合藉由主觀的吃起來甜不甜來認定水
果是否會造成血糖的升高。

多樣化顏色的蔬果，含有不同的植化素 (Phytochemicals) 對於身體具有不同的保護力，因此建議均衡且適量的攝取不同顏色的蔬果，以攝取不一樣的營養素，同時又能避免血糖劇烈起伏。

總結，糖尿病友需要攝取適量蔬果，以維持身體健康。

蔬菜 可以多攝取，以補足膳食纖維、增加飽足感及維持血糖穩定。

水果 需了解食物份量，以維持血糖穩定，又能攝取身體所需的營養素。

醫師真心話

　　現代人常以外食為主，一般購買便當、麵食、水餃等餐點的蔬菜量十分少，糖尿病友常常說晚上回家會吃比較多蔬菜來補足白天的不足，但是我們希望糖尿病友每一餐都可以吃到足夠 1-2 份的蔬菜量，而且可以先吃蔬菜和蛋白質，第三口才吃到五穀雜糧類，這樣才能達到穩定每餐的餐後血糖與增加飽足感的效果喔！

3-16

糖尿病友可以喝果汁嗎？

> 糖尿病友可以喝果汁嗎？

水果是許多人喜愛的食物之一，直接購買果汁或是自己打杯果汁來喝，消暑、方便又快速，今天就來告訴大家，喝果汁的注意事項。

喝果汁與直接吃新鮮水果有什麼樣的差別呢？

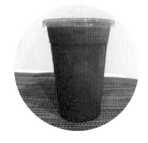

圖為市售現打果汁，480cc 約含 4~5 份以上水果。

167

❶ 有些果汁為了喝起來的口感，會額外添加「精緻糖」及「濾渣 (濾纖維)」，而此兩項皆容易造成血糖劇烈起伏。

❷ 水果攪打成果汁會使吸收速度加快，因此血糖較容易起伏。

❸ 喝果汁易攝取超過每日所需水果總量。（例如：一小杯柳丁汁，大約就需要 4-5 顆以上的柳丁）此外，喝果汁的飽足感會比直接吃水果低很多，因此，喝果汁容易攝取更多糖份。

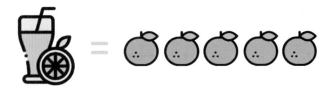

　　因此較不建議糖尿病友喝果汁，應盡可能以「直接吃原型食物」的方式來補充水果攝取量。

牙口咀嚼力較差者

對於部分牙口咀嚼力較差者，可以試著
❶選擇質地較軟的水果，例如：
　木瓜、奇異果、香蕉等
❷將水果截切至較小塊，小口進食

　　若為以鼻胃管灌食的糖友或有其他進食問題者，應向醫療團隊諮詢。

天然養生的蔬果酵素液
適合糖尿病友嗎？

天然養生的蔬果酵素液適合糖尿病友嗎？植物蔬果酵素液好健康？

> 營養師，我跟你講…我前幾天有人報給我說喝這一瓶養顏美容、延年益壽、改變體質、喝完整個人會容光煥發。而且齁，賣的人說全家都可以喝，沒有禁忌。
> 雖然這一瓶很貴，但是花在保養身體上的錢還是不能省啦。啊你們營養師怎麼沒有推出這種商品？

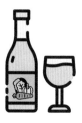

「天天一杯，健康加分？」

「養生保健又排毒？」

「改變體質，促進新陳代謝？」

營養師告訴你

天天五蔬果是大家常聽見的營養建議，主要是因為蔬菜水果中除了含有維生素、礦物質及纖維外，更重要的是蔬果含有天然化合物-「植化素 Phytochemicals」，植化素雖不具有熱量，但因具有抗氧化、提升身體保護力、降低身體發炎反應等功能，甚至被稱為「二十一世紀的維他命」

市售蔬果酵素液就是萃取蔬果汁液並加工製成，加工過程大多添加精緻糖 (砂糖、黑糖等) 以增加風味及幫助發酵，但是同時也極容易影響血糖。

對於糖尿病友 / 健康成年人，攝取植物蔬果酵素液的效果還不如多吃蔬菜水果，直接吃新鮮蔬果除了更完整的保留纖

維質還可以避免攝取酵素液中的添加物，所以我們更鼓勵糖尿病友們直接攝取新鮮蔬果喔！

名詞小學堂 ────────────

植化素：植化素僅存在於植物中，是植物為了保護自己免受紫外線傷害及蟲害所產生的物質。植化素為一總稱，一般耳熟能詳的蒜素、花青素、茄紅素、葉黃素等等屬於植化素的一種。

3-18

營養品可以降血糖嗎？
糖尿病營養品的使用

人家送我一箱 XX 降血糖的牛奶，我每天都固定泡來喝，為什麼血糖還沒有降？

電視上都有廣告，XX 營養品對糖尿病很好，我一天要喝多少量才夠？

市售降糖營養品那麼多種，你告訴我哪一種降糖效果最好？

 營養師告訴你

參考營養品的營養標示及糖尿病飲食原則，我們給予以下建議：

① 多吃營養品不會降血糖，而且無法取代藥物

② 多數產品本身含有熱量、醣類、蛋白質及脂肪

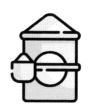

・要和其他食物做替換

・可作為增加每日營養的補充來源

實際某市售營養品成分內容

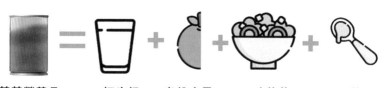

某某營養品　一杯牛奶　半份水果　一碗蔬菜　一茶匙健康油脂

建議 使用時機	• 對於可能發生誤餐時，**糖尿病友可事先帶在身上作為點心補充，以"預防"低血糖的發生**
	• 咀嚼能力較弱，由一般食物進食有限，容易造成營養不足的人

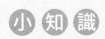

許多糖尿病的營養品都會強調含鉻，到底什麼是鉻呢？

　　部分研究證實，鉻有助於改善血糖代謝。回顧有關鉻補充品與血糖之間的研究，發現部分研究結果顯示鉻補充品對於改善空腹血糖、糖化血色素、血中胰島素濃

度及胰島素阻抗性 (HOMA-IR) 確實有幫助,因此大多數糖尿病專用營養品會添加「鉻」以幫助控制血糖。

　　研究亦發現許多的因素影響著鉻在體內的代謝及濃度,包含壓力、飲食及運動等,而攝取精緻糖會導致體內鉻的流失。因此,第二型糖尿病友可在醫療團隊建議下補充鉻,同時也需搭配藥物及進行生活型態的調整才是控制血糖的不二法門。

　　然而在健康成年人身上,依照目前的文獻給予鉻的補充對於血糖及胰島素濃度沒有太大影響,在台灣法規中,也沒有明確寫出鉻的每日建議攝取量,一般健康人不需要預先補充鉻以預防血糖異常。

　　建議若需使用任何營養品,可先徵詢醫師或營養師,以協助選擇最適合的營養品。

3-19

糖尿病友可以喝酒嗎？

週末、聖誕節、跨年、尾牙…少不了來幾杯酒助興，學習了解飲酒對血糖的影響、該喝多少量以及注意事項，還是可以適量飲酒。

適量飲酒	男性每天最多飲用兩個酒精當量；女性每天最多飲用一個酒精當量。過量飲酒也會造成血糖升高及體重增加。

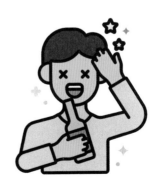

各國酒精建議量會有些許差異，依照**台灣衛福部建議**，一個酒精當量約等於 **10g 酒精**，每種酒類的酒精度數不同，每一個酒精當量的各種酒類分別如下

啤酒 250ml

紅白酒 100ml

威士忌及白蘭地
30ml

小叮嚀

　　空腹時飲酒容易造成低血糖或是延遲性低血糖，酒精容易抑制糖質新生、抑制肝醣分解而造成低血糖，因此不宜空腹飲酒。

Q 為什麼有的人喝完酒臉很紅？

A 酒精進入人體後，會產生一連串的代謝反應，乙醇▶乙醛▶乙酸。當缺乏酵素而無法將乙醛代謝為乙酸時，會造成乙醛的累積，導致臉紅、心跳加快、宿醉等問題。而乙醛在世界衛生組織可 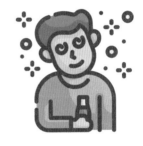 是被列為一級致癌物。因此若有喝酒容易臉紅的情形，表體內缺乏乙醛去氫酶 (Aldehyde Dehydrogenase, ALDH2)，無法正常代謝酒精轉化成的乙醛，是屬於酒精不耐症，應該盡可能避免飲酒。

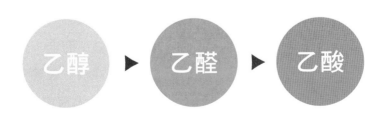

乙醇 ▶ 乙醛 ▶ 乙酸

Q 除了直接喝酒，如何檢測個人有酒精不耐症嗎？

A 參考自台灣酒精不耐症衛教協會，想知道自己是否有酒精不耐症，可以有兩種檢測方式，第一種為 DIY 簡易版，只需酒精 (或酒精棉片) 以及 OK 繃：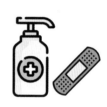

❶ 將 OK 蹦的紗布處以酒精沾濕或將酒精棉片對折放在紗布處

❷ 將 OK 蹦貼在手上臂內側

❸ 靜待 15-20 分鐘

❹ 撕下 OK 蹦看看被棉花處覆蓋的皮膚有沒有發紅的現象

* 檢測前應注意自己是否對酒精或 OK 蹦的黏膠過敏

如果有發紅現象，代表你很可能有酒精不耐症，但此檢測方法主要為衛教用途，準確率大約 70%，如果要更準確知道自己是否有酒精不耐症，則要透過第二種方式 - 基因檢測來確定。

3-20

糖尿病友需要進補嗎？

糖尿病友冬天需要進補嗎？ "進補該怎麼吃"

冬天該進補嗎？比較現代人飲食習慣及國民飲食指南發現，現代人飲食大多熱量、油脂攝取過多，而膳食纖維攝取不足。所以我們的「進補」同時應該以增加膳食纖維及避免過多油脂及熱量攝取為原則。

選擇天然食材，避免加工製品

選擇以中低脂蛋白質，如蛤蜊、海鮮、雞肉等為食材。好的優質蛋白質不會增加身體負擔且可補充身體所需。

加工製品：如火鍋料、鑫鑫腸、豬血糕、甜不辣等應避免攝取。

調味多使用天然辛香料，如蔥薑蒜洋蔥等

想增加湯頭香氣，但是又想吃的健康嗎？

建議可多使用蔥薑蒜等天然辛香料取代大骨粉、味素或雞湯塊等，不僅熱量低，而且含抗氧化物質，可提高免疫力。

增加攝取疏菜，但是不增加澱粉類

多攝取青菜的同時，別忘了以下的食材不是青菜，含醣量高，屬於澱粉類，要記得與該餐的米飯、麵食等作份量代換，才不會造成血糖升高或熱量攝取過多喔。

　　玉米、芋頭、地瓜、馬鈴薯、南瓜、菱角、蓮藕、皇帝豆等屬於澱粉類，不是青菜，要記得與該餐米飯、麵食做替換。

秋冬進補常見湯品

● 薑母鴨、羊肉爐、麻油雞、麻油腰子等

　　市售常見「補品」湯底大多以麻油及米酒為主，香氣逼人但是油脂含量及熱量極高。對於糖尿病友來說，攝取此類湯品不僅容易因熱量攝取過多造成肥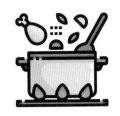胖問題，亦有可能造成血糖的升高及三酸甘油脂的升高。

　　建議若想喝此類湯品，挑選湯品中的料吃，湯底淺嚐即可；若自行烹煮，湯底應以清湯為主，麻油及米酒應酌量添加。

♦ 紅豆湯、銀耳蓮子湯、燒仙草等甜湯

市售甜湯大多添加大量砂糖，即便調味添加的是冰糖，但仍然是精緻糖，會造成血糖的劇烈起伏，不適合糖友食用。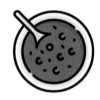

甜湯中的常見配料白木耳及仙草的熱量極低，非常適合糖友食用；紅豆及蓮子，分類歸類在全穀雜糧類，需要與該餐的食物做份量代換，才不會造成該餐血糖起伏過高。

3-21

運動對血糖的幫助

醫師每次都叫我多運動，到底怎麼樣才算夠呢？

年紀大膝蓋不好，真的不知道該做什麼運動？

醫師告訴你

對於糖尿病友，規律的運動可以

1. 降低胰島素阻抗性
2. 改善血糖控制
3. 控制體重
4. 增強心肺功能

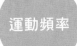
運動頻率　每週建議至少運動三次以上，每次至少 **20-30** 分鐘，每週總運動時間達 **150** 分鐘以上，不宜連續兩天停止運動。

| 運動強度 | 呼吸有點喘、有流汗，自覺有點費力但不吃力。 |

運動類型

有氧運動

有氧運動包含游泳、走路、騎自行車、高強度間歇運動等，建議成年糖尿病友每週至少 150 分鐘以上的中等強度有氧運動。

阻力運動

阻力運動包含自由重量式訓練或是機械式訓練等，建議成年糖尿病友每週 2～3 次的中高強度的阻力運

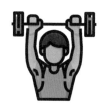

動，兩次阻力運動至少間隔一天。

　　若有視網膜病變（不穩定增殖型視網膜病變或嚴重非增殖型視網膜病變）應避免高強度有氧及阻力運動。

伸展運動

　　包含動態伸展或瑜珈等，平衡運動包含核心運動或太極拳等。

　　建議成年糖尿病友每週 2 ～ 3 次的伸展平衡運動，動態伸展運動每次 10 ～ 30 秒，每種伸展運動重複 2 ～ 4 次。平衡運動的時間長沒有特別限制，量力而為，不要拉傷。

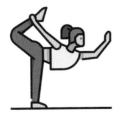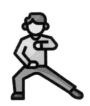

運動時間　最安全的運動時間是餐後 60-90 分鐘，可預防餐後高血糖及避免運動性低血糖發生。

　　運動前建議自我量測血糖，運動前高血糖（超過 250mg/dL）且有酮體升高（血酮超過 1.5mmol/L）則不宜運動；若低於 100mg/dL 則在運動前需攝取點心。

點心的選擇

點心的選擇（約 15 公克醣類），例如三片蘇打餅乾或一杯牛奶 240c.c. 或一份拳頭大水果如蘋果、橘子等。（若運動當中已發生低血糖症狀，則應以低血糖方式立即處理）

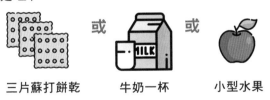

三片蘇打餅乾　　　牛奶一杯　　　小型水果

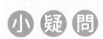

運動後，血糖「馬上」會降低嗎？

運動時，血糖的變化十分複雜，身體肌肉會幫助將血糖吸收至肌肉中儲存。然而運動時亦可能因交感神經興奮，引起壓力荷爾蒙如：腎上腺、皮質醇等分泌，進而影

響血糖波動。但是，長期規律且適當的運動，可以幫助改善胰島素敏感度、控制血糖喔。

醫師告訴你

糖尿病友因為年齡漸增，常常因膝蓋退化、肩膀僵硬、下背疼痛所困擾，進而下降糖友的運動意願，醫師鼓勵糖友們[走路]就是最好的運動，運動前適當的暖身可以增加肌肉彈性，減少運動傷害。

若是膝蓋疼痛，游泳就是好選擇，不然在家認真做國民健康操，也是可以達到運動的效果。循序漸進，量力而為，長長久久，才是運動養生之道喔！

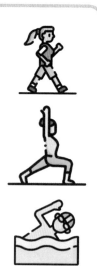

Part 3　飲食篇

下列有關糖尿病飲食何者正確？

1. 糖尿病飲食就是不要吃澱粉，又稱為生酮飲食

2. 糖尿病飲食都要水煮，外食族的血糖控制不好很正常

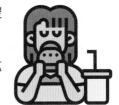

3. 血糖控制不好時，要盡快購買糖尿病專用的營養品，喝越多血糖降越快

4. 以上皆非

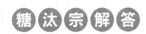
糖 汰 宗 解 答

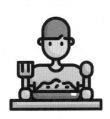

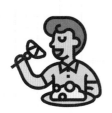

生酮飲食是指極低碳水化合物，高脂肪飲食。然而糖尿病飲食就是健康的飲食，所以澱粉、油脂都可適量攝取，無論是外食族或是自己準備，學會份量代換搭配自我血糖監測，都能吃得飽血糖又控制得好。糖尿病專用的營養品相對於暴飲暴食／不均衡的飲食，飯後血糖上升幅度的確較少，但是仍會造成血糖的上升，也不是喝越多血糖降越快。本題答案為 4 以上皆非。

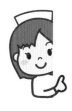

有關糖尿病友運動的敘述，何者正確？

1. 糖尿病友不用運動，定時吃藥就好

2. 糖尿病就是血糖高，運動前不用管血糖數值，也不需要
   準備糖果在身上

3. 發生低血糖也沒有關係，能忍盡量忍，忍一下就好了

4. 一周的總運動時間有夠就好，集中在某一天將每周運動
   時數運動完就好

5. 以上皆非

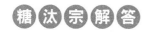 糖 汰 宗 解 答

1. 運動對於糖尿病友而言很重要，規律的運動可以降低胰
   島素阻抗性、改善血糖控制、控制體重及增強心肺功能
   等好處。

2. 糖尿病本身即有可能發生低血糖症狀，若運動前測量血
   糖低於 100mg/dL，則建議補充點心後再開始運動。

3. 低血糖的發生可能在短時間之內就造成傷害，無論何時
   發生低血糖務必盡快補充 15 克的含糖食物，
   以低血糖方式立即處理。

4. 對於糖尿病友的運動頻率，建議每週建議至
   少運動三次以上，每次至少 20-30 分鐘，每
   週總運動時間達 150 分鐘以上，不宜連續兩
   天停止運動。

這題答案是 5 以上皆非喔。

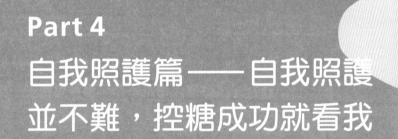

Part 4
自我照護篇──自我照護
並不難，控糖成功就看我

糖尿病自我照護，
那些你該知道的事 1

　　某天糖尿病友蔡小姐踩著拖鞋喀噠喀噠進衛教室一屁股坐下，霹靂啪拉的開始跟衛教師訴說這陣子發生的事：

> 我跟你說，前幾天我發生低血糖，天旋地轉，
> 狂冒汗，整個人都走不動，像被鬼拖走一樣

衛教師趕緊問：

> 那你有趕快補充足夠的糖份嗎？

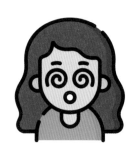

蔡小姐得意的說：

> 低血糖很難受耶，當然要吃啊，我請我家人趕快去外面
> 買東西給我吃。
> 我家人很貼心想到我有糖尿病，買了一塊最不甜的黑巧
> 克力回來。我坐在那邊吃了一塊超小塊，大概比一節趾
> 節還小塊的巧克力，我坐在旁邊又休息了好久好久好久
> 才恢復，怎麼這麼可怕？！

　　衛教師不忍心的感嘆，蔡小姐在低血糖發生時應補充含
糖飲料或是砂糖包等升血糖較快速且不含油脂的食物，可以
更快改善低血糖造成的不適感，症狀會減輕的更快些。

蔡小姐繼續滔滔不絕地說：

我跟你說，超恐怖的…之前我都沒注意到，有一天才發現腳這裡怎麼受傷紅紅的，都沒感覺耶。你們都說要穿鞋子，穿鞋子好麻煩喔，腳會流汗…我都穿拖鞋…鞋子一踩就出門，我住很近啊，一樣都台北市，你們安心啦…我才不會踢到東西咧

衛教師想起傷口換好藥，前腳才剛離開診所的阿伯。阿伯是最近診所的常客，傷口已受傷好幾天但自己怎麼擦藥都擦不好才趕緊來診所求助。阿伯每天緊盯著自己腳上的傷口變化，忍不住嘀咕著他萬萬也沒想到，只是穿個拖鞋去市場買菜短短十分鐘，誰知道就這麼剛好被別人的買菜車撞了一下腳，還弄出了個傷口。以前穿這樣十幾年去買菜也都沒事啊，這次怎麼這麼倒霉，如果這幾天傷口還沒好轉，醫師還建議轉至醫院感染科治療呢！早知道就穿布鞋就沒事了。

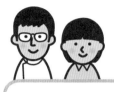

醫療團隊告訴你

　　糖尿病友自我照護過程中，除了飲食控制及規律運動非常重要外，還需要學習以下相關課題，才是真正能照顧自身的健康，共享甜蜜人生。

這個章節將介紹：

❶ 如何因應低血糖

低血糖是治療糖尿病過程中醫療團隊最擔心的事，低血糖的發生除了會讓糖友感覺極度不適及恐慌外，若是不積極調整，長期來說，也容易造成腦部傷害。

許多糖尿病友非常了解高血糖對身體造成的傷害，因此一味的想將血糖降到越低越好，甚至在發生低血糖時儘管已經頭昏眼花、盜汗、心悸手抖，但卻又太害

怕血糖高,而依然選擇較不甜的食物來補充(例如吃100% 純巧克力、吃一盤菜、五穀飯),甚至因為過於害怕攝取食物而在低血糖當下選擇多喝水、多休息來度過。

❷ 如何自我血糖監測

糖尿病友都應該要準備血糖機,並建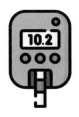
議規則監測血糖。

❸ 如何足部照護

自我足部照護包含基本的穿包鞋不要穿拖鞋、每天仔細檢查雙腳等等,請糖友務必小心再小心呵護雙腳。

有些人會確實做到,預防傷口的產生;但有些糖友認為自己很健康,身手矯捷,怎麼可能會讓自己的腳受傷。

根據統計，因糖尿病足而住院者，僅 66% 癒合，平均癒合時間為 6 個月。

許多因傷口感染需住院治療，甚至需要清創手術的糖尿病友，大多數的傷口也都是因某次的「不小心」或「誰知道會這樣」造成。

預防勝於治療，雖然穿包鞋穿襪子、每天檢查腳等等都需要多花一點時間，但是若小小的一個動作能預防後續「可能」的傷口，是件相當值得的事。

4-2

糖尿病急性合併症：
低血糖

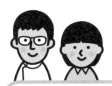 醫療團隊告訴你

許多糖友都知道要控制好血糖，都知道長時間的高血糖可能會造成各種器官的併發症。然而卻忘了低血糖的可怕，可以在短時間就造成巨大傷害。

低血糖的定義

低血糖依嚴重程度可以分三級，低於 70mg/dl 為第一級；低於 54mg/dl 為第二級；而嚴重到意識改變，需要他人救助時，則為第三級。

低血糖的症狀

常見的症狀有飢餓感、心跳加快、心悸、盜汗、發抖等等，也有可能以頭暈、頭痛、認知功能下降、視力模糊、嗜睡、麻木、作惡夢，甚至癲癇發作或是昏迷。

　　立即性的危險可能導致心律不整，增加心肌梗塞的機會；肢體無力或視力模糊可能導致跌倒的意外傷害，反覆性的低血糖容易造成認知功能下降，容易失智，長時間的低血糖昏迷若是沒有恢復，可能導致永遠無法醒來的植物人狀態。

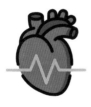
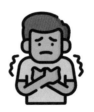
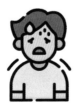
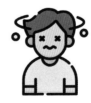

低血糖發生時處理原則

　　當症狀發生時，請盡快補充 15g 的含糖食物，約 5-10 分鐘後可改善症狀。倘若 15 分鐘後，症狀無改善，再補充一次 15g 含糖食物，這樣低血糖的處理方式叫 15-15 規則。倘若補充兩次，症狀皆無改善，請盡快至醫院急診！

15g 的糖

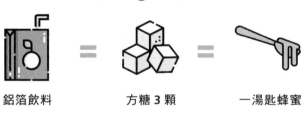

| 鋁箔飲料 | 方糖 3 顆 | 一湯匙蜂蜜 |

　　若是低血糖的程度已經為第二級，小於 54mg/dl，甚至第三級已經昏迷沒有辦法由口進食，則可以

使用升糖素 (Glucagon)，使用後約 10 分鐘左右可以有效提高血糖。現在有注射型與鼻噴劑型，可自行使用或家人協助使用，建議頻繁發生嚴重低血糖的糖友可以準備一支在身邊，以備不時之需。

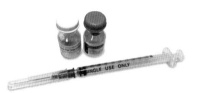

衛教師的話

　　許多糖友描述低血糖當下有多難受，天旋地轉、眼前發黑。接著詢問糖友當下如何處理，糖友卻常常回答，我都吃不太甜 70% 的巧克力、吃五穀飯等，

更誇張的還有人回答，在低血糖發作的當下會拼命吃蔬菜、拼命灌白開水或是跑去睡覺等等讓人害怕的許多行為！

當我們教導，應該要喝養樂多、喝果汁、吃糖包時，糖友總會很驚訝地大喊，「誒，那很甜耶…血糖會很高耶」

低血糖這個時候吃東西就是要升血糖啊，血糖高很久不理它很可怕，但是，每發生一次低血糖，若未即時處理，是有可能造成立即性的危害喔！

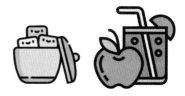

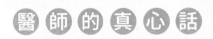

醫師的真心話

　　糖尿病本身即有可能發生低血糖症狀，加上糖尿病藥物的使用，以及不適當的飲食習慣，都會增加糖友發生低血糖的機會。有些糖友也發現到當低血糖症狀發生時，自我量測血糖卻沒有真的低，這有可能是因為腦部習慣較高的血糖狀態，所以稍微降低一些就開始感到不適。

　　我們建議糖友無論當時血糖是多少，只要發生低血糖症狀，就應該立即補充含糖食物，若是在 10-15 分鐘後症狀緩解，代表相關症狀確實與低血糖有關，若重複兩次補充含糖食物症狀都沒有緩解，就必須考慮是否有其他原因引起，需要近一步的就醫檢查。

自我血糖監測

　　常有許多人疑惑「我到底需不需要自己測血糖？身邊親友有人有測，有人沒測。」「我常常扎手指，是否會造成手指千瘡百孔」

　　而更有許多人聽到醫療團隊建議在家自我測血糖後的反應是：

> 之前自己有測，但每次測的血糖數值都差不多（都很高/都高低起伏不定），測完的數值不知道要幹嘛？

> 你們直接跟我說，吃哪些東西血糖會高、我去運動多久血糖會降多少就好，為什麼要測？

> 醫師都會固定安排抽血，為什麼還要自己測血糖？

醫療團隊告訴你

為什麼要測血糖？

　　自我血糖監測可協助糖友自己及醫療團隊更加了解日常血糖變化，使血糖獲得良好控制，同時預防高血糖及低血糖的風險。

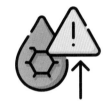

哪些人建議自我監測血糖？

❶血糖長期控制不良者

❷注射胰島素的糖友（不是因為注射胰島素病情比較嚴重喔，是因為定期自我血糖監測可以幫助醫療團隊更快掌握血糖變化，給予精準劑量）

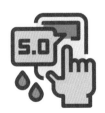

❸ 常有低血糖症狀發生者（冒冷汗、四肢無力等症狀）

❹ 生病時（如：感冒、發燒、感染、手術時）

❺ 外出旅遊者

❻ 糖尿病友懷孕

❼ 醫師建議自我監測血糖者

　　到底該量什麼時候的血糖呢？以下提供監測血糖的大方向。

建議可先測量
空腹血糖

1. 初次發現糖尿病者

2. 糖化血色素 >9%

3. 固定施打基礎胰島素者

<table>
<tr>
<td>

**建議可測量
配對式血糖**

（該餐飯前及飯後）

</td>
<td>

1. 飯前血糖已達標 (80-130 mg/dL 或醫師給您的目標)，但糖化血色素仍未達標

2. 注射速效胰島素或混合型胰島素者

</td>
</tr>
</table>

　　監測次數及頻率因人而異，請依照醫療團隊指示監測。

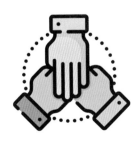

自己固定在家測完血糖值，然後呢？

直接告訴我，怎樣可以降血糖／如何不讓血糖升太高就好，為什麼一定要測呢？

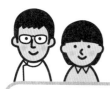

醫療團隊告訴你

　　同樣吃一碗麵，每個人血糖波動度可能差異很大，有些人可能吃完後血糖微幅上升 20-30mg/dL，但也有可能吃完後大幅增加，從 100mg/dL 升到 300mg/dL 也有可能，所以要測血糖才能了解血糖波動變化。

　　有許多人很認真測量，但卻沒有記錄下來，常常告知家裡測量的血糖值都很穩定，約一兩百。一兩百的差距就是血糖值從 101-299mg/dL 都稱為一兩百，

這樣的血糖數值也不能稱為穩定。所以一定要寫下來測量的時間點及血糖數值，若是發生身體不適的當下，也建議當下測量血糖紀錄下來，之後可以與醫師討論。

除了記錄量測的時間和數值，更需要紀錄相關時間點的飲食和運動情況，這樣讓醫療團隊來分析血糖波動的原因時，更能掌握相關因素，才能給出最好的建議喔！

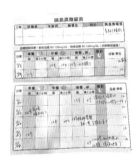

備註：自我血糖監測後應備註量測之血糖值及量測時間。若有做飯前飯後血糖配對可搭配飲食記錄，若有發生低血糖可先回想及記錄是否當天生活作息有改變（例如運動量增加、飲酒、身體不適等）。

小知識

適合採血的部位：最理想的部位是「指腹的兩側」，此處神經分佈較少，可減少採血時的疼痛感且較能反應即時的血糖情形。

成功採血的小秘訣

❶ 準備好所有工具如血糖機、血糖試紙、消毒酒精棉、採血筆及採血針,再開始進行。

❷ 確認試紙有沒有過期,保存狀況是否良好,安裝在血糖機上。

❸ 選好要扎的手指頭,可以將血液從手掌部位,指頭遠端開始推向指尖,讓血液充滿指尖。

❹ 使用酒精棉消毒。需等酒精全乾,再扎針,未乾的酒精可能會增加針扎的疼痛感,同時亦可能稀釋血液,影響血糖數值,因此應待酒精全乾再採血。

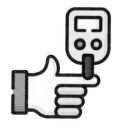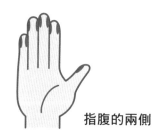

指腹的兩側

❺ 依照個人皮膚的厚度，調整採血筆深度，開始扎針採血。

❻ 試紙接觸血液，判讀血糖值。現在採血量很少就足夠機器判讀，若是血量不夠，依照品牌種類是否可以二次採血，或是需要更換新的試紙重新以上步驟。

註 1：使用酒精棉消毒手指欲採血部位後，等候其自然乾燥即可，千萬不要心急再用衛生紙擦乾採血部位喔，這樣就失去酒精消毒的意義了。

註 2：現在網路普及科技發達，除了傳統的紙本記錄之外，可以使用許多 APP 來上傳血糖數值，甚至有藍芽的血糖機可以直接傳輸監測數值，除了省去輸入的時間，還能讓醫師在雲端就可以監測數值變化，儘早給予調整建議，維持更穩定的血糖控制。

控糖新武器

台灣 FDA 核准認證連續血糖監測系統

- 即時型的連續血糖監測，可藉由傳輸器將組織液葡萄糖濃度於手機 app 立即顯示 (平均每 5 分鐘測量一次，一天可提供 288 筆血糖值)，並可呈現血糖上升或下降趨勢。

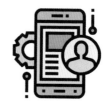

- 24 小時的監控讓糖友或醫師可以隨時知道血糖高低變化之外，在平常不易監測的飯後與睡眠時段的血糖變化，更可以提供照護團隊給予飲食建議與治療藥物的調整依據，是非常有效的工具。

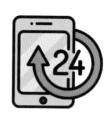

間歇性掃描式連續血糖監測
Intermittently scanned continuous glucose monitoring (isCGM)

需要將接收器接近皮膚上的感應器，才會讀到當下的數值。

即時智慧型連續血糖監測
Real-time continuous glucose monitoring

對於糖友而言，除了將糖化血色素控制在目標內可降低併發症發生外，減少低血糖的發生、避免血糖劇烈起伏，也有助於減少心血管疾病的風險。

使用即時的連續性血糖監測工具可以有效了解血糖波動度，精確掌握控制情況。

不論是哪一種監測方式，正確的使用都可以改善血糖控制，特別是第一型糖尿病友或是多段注射的第二型糖尿病友，建議可以安裝此裝置，精準調整飲食與胰島素用量。

何謂良好的血糖控制

糖化血色素達標、減少低血糖的發生、增加目標血糖範圍內的時間 (TIR: Time In Range) 糖尿病友建議 TIR 70% 以上。

自我足部照護

🔸 自我足部照護 —— 基礎知識

糖尿病的足部照護非常重要，接下來針對糖尿病友如何做好自我足部照護做介紹，希望大家好好寶貝自己的腳喔。

步驟一　糖友應每天以溫水及肥皂仔細徹底清潔雙腳（包含腳趾縫、腳側及腳底），同時要用眼睛徹底檢查是否有傷口等異狀。

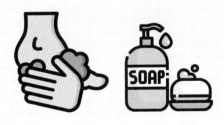

清洗後要用毛巾將雙腳擦乾，特別是趾縫間。因為這是最潮濕最不透氣的部位。

糖尿病友因為血糖高、抵抗力差，遭細菌、黴菌感染的機會比一般人高，黴菌最容易在潮濕、溫熱的環境中滋長。

因此保持足部（特別是趾縫間）乾燥、通風，可以預防足部感染，造成香港腳、灰指甲等問題。

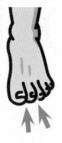
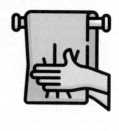

「定時去腳皮及厚繭很重要」

糖尿病友平時應定時處理腳上的硬皮及厚繭，因為過厚的硬皮厚繭容易造成足部感覺遲鈍，若不慎有傷口則更難察覺。除此以外，硬皮厚繭也容易造成腳跟龜裂、疼痛出血，甚至龜裂處易有細菌入侵而感染。

因此建議定時去角質/厚皮及硬繭，再塗上乳液做保濕喔！（腳指縫間須維持乾燥，不可抹乳液）

步驟一　溫水泡腳軟化角質後，以浮石輕輕於腳上畫圓的方式或去腳皮機等去除腳上的硬皮厚繭。

步驟二 於去角質處及乾燥處抹上乳液或凡士林，做好保濕。（腳指縫間須維持乾燥，不可抹乳液）

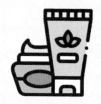

很多人做足部衛教時聽到腳皮太厚，總是大叫「蛤，我又不愛漂亮，腳皮厚有什麼關係，厚一點的腳皮不就跟穿襪子一樣還能保護腳嗎？」

其實過厚的腳皮不僅影響美觀，也會使得足部感覺較不敏銳，甚至造成足部皮膚乾燥、龜裂。而乾裂易引起疼痛感且增加細菌由口入侵的機會，造成感染。

建議還是要依照上述方法定時去除過厚腳皮且做好保濕，例如擦上乳液後穿襪子加強吸收，才是避免足部乾燥龜裂的方法。

🔹 自我足部照護 ── 預防足部潰瘍

糖尿病潰瘍是如何造成的呢？

不合腳、過緊的鞋子、赤腳走路等是足部感覺較不敏感的糖尿病友造成足部潰瘍的主要原因。因此提醒糖尿病友選擇適當的鞋具，是非常重要的事。

適當的鞋子寬度及長度可避免摩擦，造成傷口

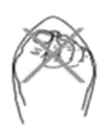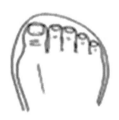

反覆性的壓力，易造成足部潰瘍

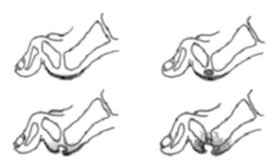

易導致足部潰瘍的區域

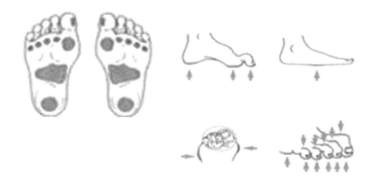

來源出處：Diabetes Metab Res Rev. 2020;36 Suppl 1:e3266

足部潰瘍的預防 —— 挑選一雙適合的鞋襪

鞋子

　　包鞋可以完整的保護足部，減少腳受到意外的穿刺傷或割傷，所以強烈建議糖友們外出都要穿包鞋，不要穿拖鞋或涼鞋外出。

　　鞋子的功能不僅僅是美觀而已，還包含避震、固定、抓地力等來保護我們的腳，因此要選擇適當的鞋以符合我們的腳。

❶ 鞋子的楦頭要夠寬，可以讓腳趾平放，不受到擠壓

　　● 反覆性的擠壓，也容易增加足部潰瘍的風險

❷ 綁鞋帶的鞋子優於直接套入的鞋子，以利固定需要固定的部位（有魔鬼氈的鞋子也可以喔）

- 鞋帶的調整能讓前面的腳趾處寬鬆，但接近腳踝處則加強固定

❸ 鞋底要防滑且有適當厚度

- 適當的厚度可以給予足部緩衝，幫助減輕腳走路的壓力，避免足底與地面過度摩擦

❹ 鞋子盡可能選擇透氣的材質

- 避免出現潮濕、足部黴菌感染等問題

 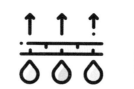

如何判斷所穿著的鞋子是否合適？

重點一

脫下鞋子先觀察腳

觀察有無硬皮、雞眼、水泡等任何摩擦、擠壓造成發紅的問題。

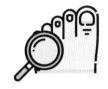

重點二

脫下鞋子可檢視目前所穿鞋子是否合適

觀察鞋子鞋頭或鞋面是否有某部位特別突出或變形；鞋子內部或鞋底是否有特別摩擦處。

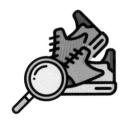

襪子

重點一

鬆緊帶

需注意鬆緊帶的問題，避免因鬆緊帶較緊導致血液循環不良或束痕等問題。

重點二

材質

很多材質都可製成襪子，建議選擇以「透氣吸汗」效果較佳的棉質為主，可減少香港腳等因為足部潮濕造成的黴菌感染等問題。

若運動時，建議穿著棉質且稍有厚度的運動襪，可減少運動時造成足部與鞋底的摩擦。

重點三

襪子的顏色

襪子的顏色很多，但若對於視力較不佳的糖友，建議選擇淺色的襪子，可藉此觀察足部是否有傷口等異狀。

小知識 ────────────

挑選可以購買有完整包覆的包頭涼鞋

有許多糖友因為天氣炎熱或腳汗異味的問題，真的不習慣外出穿包鞋，建議可以購買有完整包覆的包頭涼鞋，除了有保護足部的效果，同時也有通風的優點。挑選的方式和購買一般包鞋的要點一樣喔！

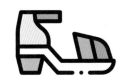

◆ 足部篩檢小知識

糖尿病神經病變主要是以周邊神經症狀為主。許多糖尿病友，都有不同程度表現的周邊神經症狀，其中周邊神經症狀，影響最大的就是足部感覺的喪失，進而失去感覺及保護作用。失去保護與感覺作用亦是糖尿病神經病變者容易造成足部潰瘍的原因。（觸電感、疼痛、麻木、針刺般疼痛、刀割般疼痛、燒灼感及無知覺等都是神經病變的可能症狀）

因此臨床上，最常用的就是震動感覺（128Hz 音叉振動試驗）與輕觸覺測試（10g 單股尼龍纖維）兩者來檢測及篩檢感覺保護作用的喪失，不僅有效率，敏感性及特異性也相當高，測試結果更可用於糖尿病足部潰瘍的預測。

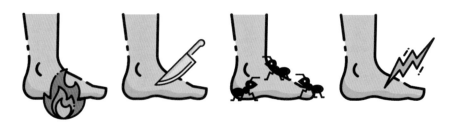

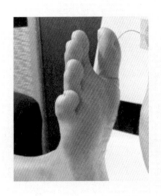

圖為單股尼龍纖維檢測，當單股尼龍纖維被按壓至彎曲，代表是 10 公克的壓力，若無法感覺到此壓力時，往往是神經病變的主要證據。

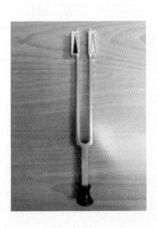

圖為 128hz 音叉震動測試，當開始震動時會形成兩個三角錐，兩個三角錐的相交尖端會由 0 逐漸往上。此篩檢方法為判讀糖友已無感覺震動時的三角錐相交程度。

🌢 糖尿病友常見足部問題——香港腳、皮膚乾燥及嵌甲

香港腳

香港腳，又稱足癬，通常指由皮癬菌所引起的表淺性皮膚黴菌感染。

❶香港腳的治療

黴菌種類很多，抗黴菌藥物也很多種，因此建議就醫，請醫師開立適合的藥膏。除了給足部充分休息外，應在患部塗藥且勿自行停藥。

❷香港腳的預防

穿著透氣的鞋襪、保持鞋子乾爽，同時不要與他人共穿鞋、拖鞋及襪子，過去尚未治療時的鞋襪勿再穿，以避免有殘留黴菌，都是預防香港腳復發的方法。

皮膚乾燥、龜裂

皮膚乾燥、龜裂可能因血糖高或自主神經病變，造成皮膚脫水、出汗減少等問題。

❶ 皮膚乾燥、龜裂會有什麼影響？

乾燥引起發癢，容易抓癢進而導致破皮；足底皮膚常與鞋子摩擦，若足部乾裂會引起疼痛感。同時乾裂的皮膚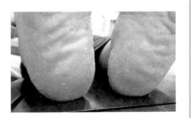非常容易使細菌由裂口入侵，造成感染。

❷ 如何預防乾燥的皮膚

除了要控制血糖外，還要增加保濕乳液擦拭、泡澡水（泡腳水）勿太熱、固定擦拭乳液（特別是去角質後），以增加潤滑，維持皮膚保濕效果。（趾縫要保持乾燥，因此塗抹乳液時應避開趾縫）

嵌甲（凍甲）及甲溝炎

嵌甲就是指甲插在兩側的指縫裡，而甲溝炎是指兩側指甲肉有疼痛、紅腫、發炎等症狀。

除了部分為先天因素外，避免指甲過度修剪 / 不要穿過窄過緊的鞋子，都是預防嵌甲及甲溝炎的方法。

預防

正確剪指甲方式為剪平的且不可剪太短！適當的指甲長度除了可適當保護腳趾、避免修剪過度造成傷口外，更可預防「嵌甲、凍甲」甚至甲溝炎的發生。

正確剪指甲要剪平的且不宜剪太短

（可使用磨甲器將兩尖端磨圓）

4-5

糖尿病自我照護，
那些你該知道的事 2

陳媽媽衝進衛教室興奮地轉了好幾圈：

你看我減肥成功了～聽人家說不要太胖對身體比較好，尤其年紀大了代謝更差吃多了一定變胖啊。所以齁我們一家都在減肥，我減了 2 個月，從 65 瘦到 50 公斤！我先生齁，我要叫他一起減，以前 60 幾快 70 幾公斤，現在一起減，也減到 60 公斤了，瘦瘦的拍照也比較好看，我們齁打算每個人再減 5 公斤！我們都吃蔬菜當主食，飯跟肉熱量太高，能不吃就不要吃，一開始這樣也吃不飽很餓，沒關係餓久了就習慣了，人家也說肉對腎臟不好，我們現在要養生，能不吃就別吃！

但是，我跟你說我女兒很奇怪耶，她上星期從美國跟我視訊，她看到我們齁說我跟我先生有年紀了，兩個月這樣瘦太快瘦太多了。她說也不能太瘦，要不然以後手會沒力提不動東西、會容易走不動、會容易跌倒！有這麼誇張嗎？

233

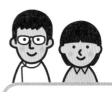

醫療團隊告訴你

　　肥胖與第二型糖尿病、高血壓及高血脂等非常多的慢性病息息相關，肥胖本身就是一種慢性疾病。

　　然而，BMI = 體重（公斤）/ 身高 ^{2}（公尺 ^{2}）與死亡率呈現 U 型曲線，也就是說 BMI 過高及過低皆會增加死亡率的發生。

　　除了體重過輕之外，蛋白質攝取不足、不足量的運動等等也會增加罹患肌少症的風險。

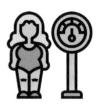
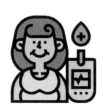
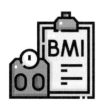

　　罹患肌少症容易影響日常生活功能，造成疾病預後較差等問題。因此糖友特別是老年人在飲食控制時，不能一味地減少熱量攝取，亦需搭配足量蛋白質及運動，避免肌少症的發生。

　　除了肌肉量的議題，糖友日常還必須了解口腔保健、骨質疏鬆、以及帶狀皰疹的議題，這幾個都跟糖尿病息息相關，若是出現狀況，都會大大影響生活品質，故本章節將介紹：

❶ 肌少症
❷ 糖尿病與牙周病
❸ 糖尿病與骨質疏鬆
❹ 糖尿病與帶狀皰疹

4-6

老年糖尿病與衰弱／肌少症

　　肌少症 Sarcopenia 與衰弱 frailty 好發在老年人以及糖尿病友身上，所以老年糖尿病友較一般人更容易發生肌少症。肌少症是指骨骼肌肉質量、強度及功能隨年齡增加而衰弱，衰弱則是個人遇到外在壓力時易受傷害，進而發生障礙的狀態。

肌少症三大症狀

❶ 腳無力、走路慢（坐在沒有扶手的椅子上站不起來）

❷ 小腿過細（男生小腿圍低於 34 公分、女生小腿圍低於 32 公分）

❸ 手無力（拿東西常掉落，無法打開瓶蓋）

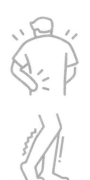

若出現以上三種症狀很可能是肌少症，請詢問您的醫師。

肌少症 (Sarcopenia) 和衰弱 (Frality) 是可逆的動態平衡。藉由改善營養狀態和加強運動，可有效改善老年糖尿病友肌少症及衰弱狀態，提升生活品質。

可以怎麼做呢？

運動

阻力、耐力和有氧運動都能減緩老化造成的肌肉質量衰退，其中阻力配合耐力運動效果最佳，可改善血糖控制情形，也能降低衰弱老年新罹患糖尿病的風險。

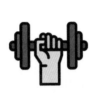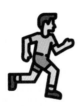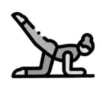

飲食

　　建議老年人攝取足夠熱量及蛋白質，以提供肌肉活動和代謝所需。若有需求，亦可適度增加蛋白質攝取量。部分研究發現，維生素 D 較低者有較高的衰弱風險，依照需求適度補充維生素礦物質對老年人及糖尿病友或許有幫助。

此篇由糖汰宗書院魏洋樺營養師製作

4-7
糖尿病口腔照護

第 2 型糖尿病友罹患牙周病的機率為一般健康人的 2 ～ 3 倍，嚴重的牙周病會使得血糖難以管理，相對地，把牙周病治療好，可以改善血糖控制。

口腔照護

糖尿病和牙周病之間有互相影響的關係，平時做好口腔照護，才不會讓牙周病影響血糖管理喔！

- 每天至少徹底清潔牙齒兩次，尤其是餐後和睡前。

- 每次進食後都應該刷牙。

- 牙刷無法清潔到的地方，可搭配使用牙線或牙間刷。

- 刷完牙齒後可用牙刷的刷毛輕輕地清潔舌頭表面。

- 漱口水無法取代刷牙。

糖尿病和牙周病之間有互相影響的關係，口腔內若有下述的多項症狀於近期內輪流出現時，請務必要找牙醫師做診斷及治療，以免讓口腔問題影響血糖管理。

1 牙面有蛀洞（齲齒）或變色。

2 吃冰或熱飲或甜食時，牙齒會感到酸痛。

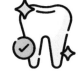

3 刷牙時會流血。

4 有口臭或難聞氣味。

5 牙齦腫大，或壓擠牙齦時，會有膿液從縫隙流出來。

6 牙齦萎縮、牙齒變長、牙縫變大。

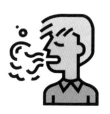

7 牙齒有搖動感，或吃較硬食物時有無力感。

⑧ 口腔黏膜有變白、變紅，或變硬、粗糙，有觸痛感。

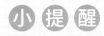 小 提 醒

　　最新建議糖尿病友每三個月做一次口腔檢查，平時做好口腔照護，預防牙周疾病發生。

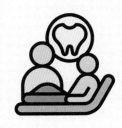

此篇由糖汰宗書院魏洋樺營養師製作

糖尿病與骨質疏鬆

糖尿病跟骨質疏鬆症也有相關性，骨質疏鬆症是一種因骨骼強度減弱致使個人增加骨折危險性的疾病。骨質疏鬆症最怕發生骨折，但是骨質疏鬆症的人在發生骨折前通常不會有症狀，不過一旦發生骨折後會讓我們減少獨立活動的能力並增加死亡率。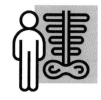

骨質疏鬆症最怕發生骨折，髖關節骨折者一年內會增加 10 ～ 20% 死亡率。

糖尿病其實跟骨質疏鬆症也有相關性，如下方所述：

第一型糖尿病友因為胰島素分泌缺乏，導致無法藉由足夠的胰島素分泌來促進骨生長和骨強度。第一型糖尿病友除了骨質密度較低以外，也會有骨頭品質不良的問題，這些因素都提高了骨折風險。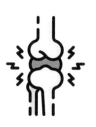

體重也包含骨頭的重量，因此體重常和骨密度有正相關。

大部分的第二型糖尿病友因體重較重，其骨密度大部分落在正常的範圍，但因長期高血糖會造成糖化作用 (glycation)，骨內的膠原蛋白和糖結合後會變質且脆弱化，造成骨頭品質不良，而提高了骨折風險。

若糖尿病友因視網膜病變、視力模糊，或是發生低血糖、頭暈，或是肌少症等等問題導致容易跌倒，也都因此提高了骨折風險。

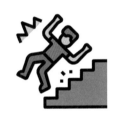

◆ 預防骨質疏鬆，應該怎麼做？

鈣質每日 1000 毫克

考量食物中的鈣含量和吸收率，乳製品、傳統豆腐、豆干等食物都是

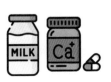

不錯的鈣質來源，若無法從飲食攝取足夠的鈣，可考慮服用鈣片。

維生素 D 每日 800 IU

維生素 D 來源包括日曬後由皮膚製造合成，還有鮭魚、秋刀魚、蛋黃、添加維生素 D 的乳製品都是不錯的來源，若是攝取不足也可以考慮服用營養補充劑。同時可以檢測體內維生素 D 究竟是否足夠，若是已經在缺乏範圍，更需要大劑量補充維生素 D 才有機會增加鈣質吸收，進而增加骨質密度。

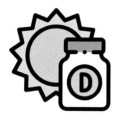

運動每週累計 150 分鐘

運動包括有氧運動、阻力訓練、柔軟
度及平衡訓練等。運動可增加骨密度，增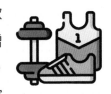
強肌力，改善平衡功能，減少跌倒和骨折，
對於血糖管理也有幫助。不過，年長者運
動時需隨時注意運動安全。

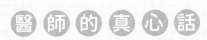

骨質疏鬆是無聲殺手，卻是嚴重影
響生活品質的疾病。除了一般食物、營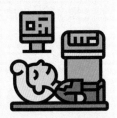
養素補充以及運動外，對於已經骨質疏
鬆的病友，現在有許多能增加骨質密度
的藥物，可以有效降低骨折的風險，不
妨與您的醫師討論看看喔！

4-9

認識帶狀皰疹

Q 帶狀皰疹是什麼？為什麼會有帶狀皰疹？

A 帶狀皰疹俗稱「皮蛇」是由水痘帶狀皰疹病毒引起，與引起的水痘病毒相同。得過水痘後，病毒在神經組織進入非活動狀態，過幾年可能再次活化。

Q 誰是罹患帶狀皰疹的高危險群？

A 老人免疫功能較為低落，所以是容易罹患帶狀皰疹發的族群，而糖尿病因免疫機能較差，不只是帶狀皰疹最好發的族群，其他如罹患流感，肺炎，或是新冠肺炎等感染性疾病，也是重症與死亡的高風險族群。所以老年糖尿病友是最高風險的族群了！

Q 帶狀疱疹的罹患率？

A 年過 50 歲的成年人，幾乎都有發生帶狀疱疹的風險。
據統計，約每 3 人有 1 人在一生中罹患帶狀疱疹。

Q 帶狀疱疹的預防

A 養成良好習慣，培養自身免疫力讓病毒不容易復發，可
考慮施打帶狀疱疹疫苗。施打帶狀疱疹疫苗後約有七成
的保護效果，而且保護性可以長達十年，不但可減少帶
狀疱疹發作機會，即使發作後造成的起水泡、神經痛等
症狀也較輕微。

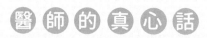

醫師的真心話

　　帶狀皰疹、流感、肺炎鏈球菌、以及新冠肺炎等感染性疾病，現在都有疫苗可以接種，都可以大幅減少罹病的機會，即使感染後，也可以減少重症與死亡的風險，我們強烈建議糖友都應該接受相關疫苗接種，保護自己，也可以保護家人喔！

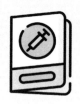
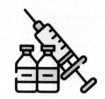

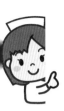

Part 4 自我照護篇

監考官 武則天

糖尿病友自我照護能力的面向中，哪一些是不正確的？

1. 發生低血糖時的處理，可以趕快喝含糖飲料，吃方糖或是蜂蜜

2. 每天要仔細觀察足部有沒有傷口，出門要穿合腳的包鞋以避免受傷

3. 自我監測血糖加上飲食紀錄，可以了解每個人血糖變化與飲食之間的關係

4. 以上都正確

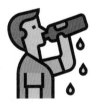 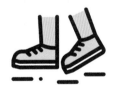 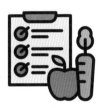

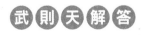

我是才貌雙全的女神，今天給大家是送分題，以上統統都正確喔～呵呵呵呵呵

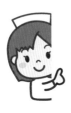

哪一些疾病與糖尿病有關係，可以藉由適當介入來改善呢？

1. 糖尿病友容易發生肌少症，適當的運動與營養補充可以減少發生

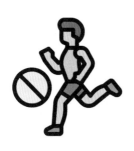

2. 牙周病與血糖有雙向關係，進食後刷牙與定期洗牙可以有效改善

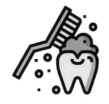

3. 糖尿病容易導致骨質疏鬆或骨折，維生素 D 和鈣質補充，加上運動可以預防發生

4. 糖尿病友是肺炎，新冠肺炎，流感，以及帶狀皰疹的高風險族群，建議施打疫苗預防發生及減少重症

5. 以上都正確

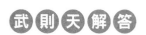

我是才貌雙全的女神，今天給大家是送分題，以上統統都正確喔～呵呵呵呵呵

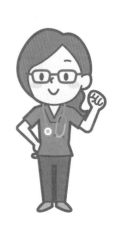

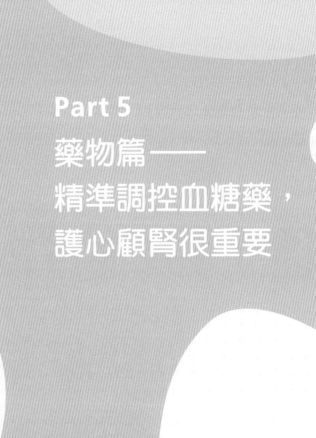

Part 5

藥物篇──
精準調控血糖藥，
護心顧腎很重要

關於血糖藥，
那些你該知道的事

陳先生介紹他的好友同為糖尿病友的老劉前來就診，候診區等待時陳先生趕緊與老劉套招，等下怎麼跟醫師說，才能讓醫師也開立陳先生覺得吃了效果很有幫助的降血糖藥給老劉。好東西當然要跟好朋友分享，自己吃了對血糖很有幫助，當然要介紹給老劉啊～

> 老劉啊，我跟你說人家說西藥吃太多會傷腎，我們都很崇尚健康、養生，等下進診間就跟醫師說藥物越少顆越好，也不要吃太重，就請醫師開跟我一樣的小顆藥就好。
>
> 那如果醫師問你要不要打胰島素，你就說吃藥就好。
>
> 如果健保不給付齁，錢不是問題，多少錢都沒關係，看看多少錢，我們自費買。
>
> 打胰島素就是沒救了，聽說胰島素很恐怖，打下去會傷到腎臟，傷到全身器官。

　　一樣也在候診區等待看診的王先生趕緊拿出自己口袋藥盒中的藥來比對嘀咕著：

> 奇怪，醫師開給我的藥有兩種，但沒有小顆的藥，都比較大顆，自己血糖也控制得不錯啊，上次總檢查肝腎也都很好，醫師開給我的這幾顆藥應該也不錯吧？！

　　去年自己的女兒懷孕時發現血糖高，嘗試了飲食控制也不盡理想，醫師也是建議打胰島素才得已將血糖控制下來且順利生產。給孕婦的藥物應該是最安全的藥物呀，怎麼會像老陳說的這麼恐怖？是不是有什麼誤解？

醫師告訴你

　　坊間流傳著一句話「能吃藥就不要打針，能擦藥就不要吃藥」，仍有許多糖友以偏概全認為能吃藥就吃藥，千萬別輕易打針，甚至仍然存在著藉由注射針劑控制血糖表示病況較嚴重的錯誤觀念。但是相比於口服藥物，針劑內所含的胰島素／腸泌素反而是人體本身就會分泌的賀爾蒙，本身就存在於人體裡。

　　而許多糖友常常會抱持著「好康道相報」的想法，覺得某顆降血糖藥物自己吃了特別有效，好心推薦給朋友。然而好東西與好朋友分享這樣的概念不一定適用降血糖藥物的選擇。每一種口服降血糖藥物的機轉及適用的適應症不一樣，需要個別化的考量及評估，因此若有收到親友推薦〝很棒的降血糖藥物〞的訊息，

可以於回診時與醫師討論，但還是應該由醫師評估適合與否。

　　糖尿病藥物使用的原則是依照糖友不同的情況，如高矮胖瘦，以及生活飲食習慣等等，搭配不同作用機轉的藥物，才能達到協同調控，相輔相成的效果。

　　過去的藥物只有強調降血糖的效果與低血糖的風險，現在的血糖藥物研發突飛猛進，有些藥物除了可以單純降血糖之外，還有可以同時減重，保護心臟腎臟等器官的功能，與醫師配合善用這些藥物，可以大大減緩糖尿病併發症的發生，提升生活品質喔！

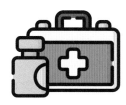

正確使用胰島素，
安全又有效

醫生啊，你上次建議我如果血糖還是很高，可以考慮打胰島素，我回去考慮一下，隔壁鄰居跟我說他的醫生也建議他打針，說這樣血糖控制的比較好。但是齁，胰島素到底是什麼？打胰島素會不會傷身體？打針要自己操作嗎？會不會操作起來很難啊。我如果都會出去玩，打胰島素會不會讓我都不能出門？

 醫師告訴你

胰島素是體內的賀爾蒙，

本來就存在每個人身體裡！

血糖藥物中，胰島素是最強大而有效的藥物，現階段台灣市面上只有注射型胰島素，有所謂速效型、中效型、長效型、超長效型，以及混合型的胰島素。

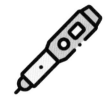

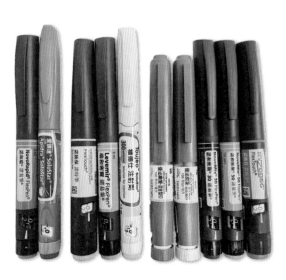

過去糖友對於胰島素常常會有錯誤的印象，怕會傷腎或是成癮問題，事實上絕對是不會的！

　　近年糖友對胰島素的接受度已經大幅提升，在糖尿病診斷初期及早使用胰島素治療，可以讓體內的胰島細胞獲得休息，可以讓未來更能獲得長期又穩定的控制。

　　胰島素還有其他劑型，口服劑型的吸收率及穩定性仍然有待考驗，吸入型的胰島素市場也似乎反應不如預期，但是科技不斷進步，誰說未來不會有穩定的口服胰島素藥物呢？

純醫藥知識分享，藥物的使用仍須醫師判斷及處方

♦ 胰島素注射

胰島素注射深度

　　將胰島素注射至皮下脂肪組織，就是最適合的注射深度。正確的注射深度可以減輕注射疼痛感且使藥物正確吸收。

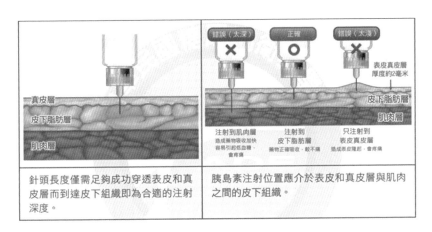

| 針頭長度僅需足夠成功穿透表皮和真皮層而到達皮下組織即為合適的注射深度。 | 胰島素注射位置應介於表皮和真皮層與肌肉之間的皮下組織。 |

圖片引用自中華民國糖尿病衛教學會

胰島素注射部位

腹部、大腿、手臂及臀部皆是可以選擇的部位。（同時，應輪替注射部位，以避免脂肪代謝異常）。

若一天注射多針的糖友，可以詢問您的醫療團隊，個別化調整每針的注射部位。

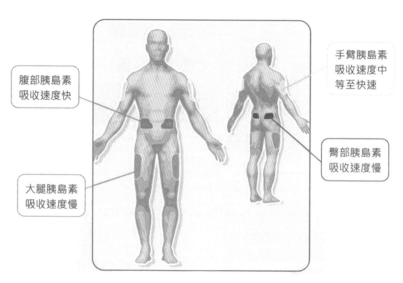

圖片引用自中華民國糖尿病衛教學會

小知識

其他影響胰島素吸收的因素

1. **運動**：運動會增加血流，增加胰島素吸收，若注射在運動部位，較有可能造成低血糖的發生。

2. **高溫**：注射部位沖熱水或三溫暖，皆可能增加吸收造成低血糖。

3. **抽菸**：抽菸會減緩胰島素的吸收。

胰島素注意事項

- 將胰島素轉至正確劑量，再給予注射

- 將該次胰島素劑量注入皮下後，應停留 10 秒
  以上再拔出針頭，以確保所有劑量注入體內

*若仍有劑量漏出，下次注射時停留時間再增加五秒，以此類推

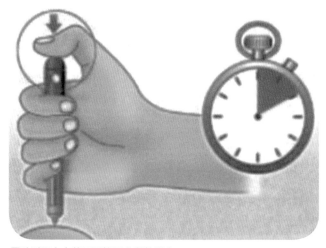

圖片引用自中華民國糖尿病衛教學會

- 每次注射後，皆需將針頭拔起並丟至回收桶中，以預防污染物或空氣進入藥劑中

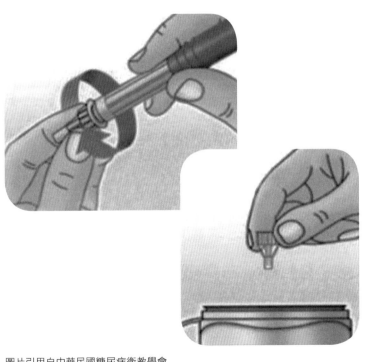

圖片引用自中華民國糖尿病衛教學會

♦ 減輕胰島素注射疼痛的方法

　　以下是糖友注射胰島素時常發生的問題，注意以下步驟，可以減輕注射時的疼痛：

❶ 酒精消毒注射部位後，待酒精完全揮發乾再注射

❷ 將胰島素回溫至室溫再注射

❸ 空針或筆針針頭不要重複使用

❹ 注射時，快速穿刺皮膚

❺ 放鬆注射部位，不要緊張

　　注射後的針頭"務必"裝到有蓋子的硬殼容器中整罐以醫療廢棄物回收。

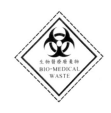

◉ 胰島素的保存方式

未開封的胰島素

（指從未裝過針頭，從未使用過的胰島素）

請保存在冷藏 2-8 度（不可置放在冷凍），可保存至有效期限。

已開封的胰島素

（指已裝過針頭的，稱為已開封的胰島素）

請置放於陰涼處，嚴防日曬

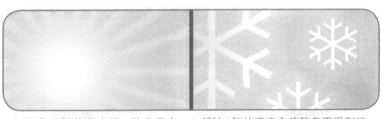

在超過 30℃的溫度下，胰島素會逐漸喪失活性　　低於 0℃的溫度會使胰島素受到破壞

圖片引用自中華民國糖尿病衛教學會

♦ 出遊時的胰島素保存

　　請將胰島素置放在隨身行李中，不可托運，避免溫度變化過大影響藥效。若要去的地方溫度較冷或較熱，可將胰島素保存於保冷袋中攜帶。

♦ 血糖照護新武器—藍芽胰島素筆

　　對於使用胰島素治療的糖尿病友，藥物的順從度及施打劑量的即時紀錄是幫助醫療團隊了解糖尿病友血糖波動的必備條件之一。

❶ 將藍芽筆裝在胰島素上，並與雲端照護平台結合，裝置可記錄每次的胰島素施打劑量及施打時間並透過藍芽方式同步至照護平台。

❷ 完整的施打劑量紀錄及施打時間紀錄，有
   助於醫療團隊劑量的調整，幫助糖友血糖
   控制更佳。

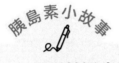

世界糖尿病日

1919 年春天，11 歲的少女伊莉莎
白·休斯頻繁感覺口乾，一杯又一杯地喝
水，同時常覺得虛弱和疲倦，經過檢查後
發現罹患糖尿病。

當時的醫療對於第一型糖尿病束手無策，針對伊
莉莎白·休斯的情況，美國最有名的糖尿病醫師阿倫
醫師 (F. M. Allen) 建議採行「飢餓療法」：除了讓病

患定期絕食外，日常飲食只能吃瘦肉、雞肉、牛奶、少許水果、無味的麥糠餅乾和滾煮三次使醣份儘失的蔬菜，每天的熱量常常只有 700 到 900 卡，有時更少到只有 300 卡。

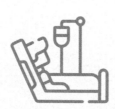

發病時身高 151 公分、體重 34 公斤的伊莉莎白·休斯，在一年之後只剩 24 公斤，因為身體虛弱，大半時間只能躺在床上看書或縫衣服。

同一時間，遠在加拿大的班丁醫師 (Banting) 與其同事在多倫多大學著手進行相關實驗，這個實驗發現了胰島素，並成功地萃取出來。

1922 年 1 月 11 日，14 歲瀕危的男孩湯姆遜成為第一個採用注射胰島素救活的病人（可惜湯姆遜 27 歲時罹患流行性感冒死於肺炎）。

　　經過阿倫醫師的推薦，1922 年 8 月 16 日在死亡邊緣徘迴的伊莉莎白・休斯在母親和護士陪同之下前往多倫多見班丁醫師。

　　檢查後，班丁醫師在醫囑上這樣寫：「*體重 20.5 公斤，身高 152 公分，病人極端消瘦，腳踝稍腫，皮膚乾裂，頭髮細脆，腹部凸出，肩部下垂，肌肉極端萎縮，皮下組織幾乎全部消失，她虛弱到幾乎不能行走，呼吸、消化及心血管系統尚可。*」

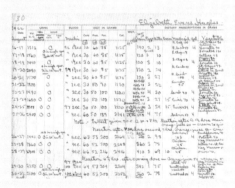

來源出處：Thomas Fisher Rare Book Library, University of Toronto

班丁醫師馬上開始使用胰島素治療伊莉莎白・休斯，一星期之後，每日飲食熱量從 889 大卡增加到 1220 卡，再過一星期又增加到 2200 到 2400 大卡。在 5 個星期內，伊莉莎白・休斯的體重增加將近 5 公斤。

SCIENCE'S NEW CURE LEADS HUGHES'S CHILD TO HEALTH

Toronto, Oct. 15.—A gain of sixteen pounds in two months shows the remarkable response of Miss Elizabeth Hughes, fifteen, daughter of Charles Evans Hughes, Secretary of State, to the Insulin treatment for diabetes, which she has been taking here under the personal attention of Dr. F. G. Banting, who discovered the method.

When Miss Hughes came here she was unable to assimilate any of the staple foods which contain carbohydrates, and as a consequence she was forced to a diet which bordered on starvation.

After a few injections of the extract which forms the basis of the treatment, her improvement was marked. These injections provided the element in her blood which oxidized the sugar and after the first week she has been extending her diet until now it embraces all the foods.

Miss Elizabeth Hughes

... is making her home in Toronto with a nurse, Miss Burgess, who has been with the Hughes family for some years. Mrs. Hughes visited the city in August, expecting to take her daughter to the Toronto General Hospital, and was overjoyed when she found that this step was unnecessary.

來源出處：Thomas Fisher Rare Book Library, University of Toronto

　　她在給母親的信中寫道：「我敢說你會以為這是一段編造的故事，大家都說我看起來完全不一樣，我的體力和體重似乎每小時都在增加中，這真是一個奇蹟。班丁醫師帶世界各地的醫師來多倫多看我，讓他們自己親眼看這驚奇的發明帶來的效果，我真希望妳能看到他們翻閱我的病歷時臉部的表情，他們對我的進步感到多麼地驚奇。」

　　伊莉莎白在 1929 年從伯納學院畢業，翌年和一位年輕的律師結婚。她每天注射胰島素，過著健康正常的生活，她前後生了三個孩子。1980 年夏天仍舊耳聰目明，還前往中國大陸從事為期六週的旅遊。

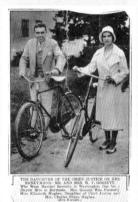

THE DAUGHTER OF THE CHIEF JUSTICE ON HER HONEYMOON: MR. AND MRS. W. T. GOSSETT. Who Were Married Recently in Washington, Out for a Bicycle Ride in Bermuda. Mrs. Gossett Was Formerly Miss Elizabeth Hughes, Daughter of Chief Justice and Mrs. Charles Evans Hughes. (Ellis Bassett.)

來源出處：Thomas Fisher Rare Book Library, University of Toronto

1921 年

班丁（F.G. Banting）得到麥克勞德教授（J.J.R. Macleod）的援助，與碩士班一年級的學生 21 歲的貝斯特（C.H. Best）的協助發現胰島素。

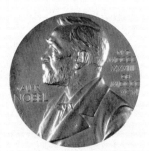

來源出處：Thomas Fisher Rare Book Library, University of Toronto

1922 年 1 月 11 日

湯姆遜男孩為第一個胰島素救活的病人。

1922 年 8 月 16 日

伊莉莎白休斯前往見班丁醫師，並開始胰島素治療。

1923 年

班丁醫師和麥克勞德教授因為發現胰島素獲得生理學與醫學的諾貝爾獎。

1941 年 2 月 20 日

班丁醫師因飛機失事而與世長辭，享年 49 歲。

1992 年

世界糖尿病聯盟為了感謝這位糖尿病友的救命恩人，決定將班丁醫師的生日 11 月 14 日訂為「世界糖尿病日」。

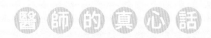

醫師的真心話

　　當年在胰島素被發現後，藥廠大量的從豬牛胰臟內萃取出胰島素來，讓糖尿病友獲得更好的控制。

　　現在的胰島素，是基因合成的胰島素類似物，再經過調整其結構後，能讓血糖控制更好，也大幅降低發生低血糖的風險，便利性、有效性、以及安全性都越來越好，甚至有一周注射一次的胰島素，讓糖尿病友的生活品質可以大幅提升，若是醫師建議糖尿病友注射胰島素，請不要一味地拒絕或是反對，應該要認真的和醫師討論胰島素對您的好處喔！

5-3
GLP-1 用的巧，
血糖體重樣樣好

類升糖素胜肽 -1 受體的促效劑
Glucagon-like peptide-1 agonists, GLP-1 agonists

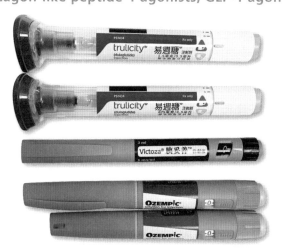

　　這個類別的糖尿病藥物，屬於皮下注射型的藥物，能夠從多個面向改善糖尿病的致病機轉，從而改善血糖控制，它可以促進內身性的胰島素分泌，減少升糖素分泌，而且不會導致血糖過低；這類藥又可以減少胃排空，抑制食慾，對於肥胖的糖友還有減重的益處。

GLP-1 agonist 上市的種類也不少，除了已知可以改善血糖控制及減少體重的好處之外，部分的 GLP-1 agonist 也發現有保護心臟和腎臟的效果，近年也成為全世界各個專業學會中，建議有心臟病或是腎臟疾病的糖尿病友們優先考慮使用的藥物之一。

　　此外，其中一種甚至在國內外已經正式成為減重藥物，可以有效的減少食慾及增加飽足感，還被減重朋友們稱之為「減肥神針」或是「仙女針」。

　　現階段有一天一次以及一周一次注射的方式使用這類藥物，國外甚至有口服的 GLP-1 促效劑，效果不亞於注射劑型！

　　不論您是為了控制血糖還是控制體重，如何選擇適合自己的藥物，還是必須尋求專業醫師的建議，千萬不要自行購買，隨意施打喔～

純醫藥知識分享，藥物的使用仍須醫師判斷及處方

5-4

一針兩效，
飯前飯後控制好

長效型基礎型胰島素合併類升糖素
胜肽 -1 受體的促效劑 GLP-1
Fixed-Ratio combination of insulin and GLP-1
receptor agonist

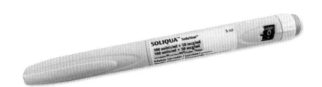

　　這種藥物是屬於兩種作用機轉的合併型皮下注射藥
物，如同合併型口服降血糖藥，注射一次就可以獲得兩種
藥物的好處。現在上市的是長效型基礎型胰島素合併類升
糖素胜肽 -1 受體的促效劑 GLP-1 的注射型筆針，一天注
射一次就同時可以獲得控制空腹血糖和飯後血糖的好處，
可以減少體重增加甚至減重的益處。

純醫藥知識分享，藥物的使用仍須醫師判斷及處方

5-5
口服降血糖藥

　　本篇針對糖尿病藥物作相關介紹，是否適合糖友使用仍須醫師判斷及開立。

　　第二型糖尿病有許多不同的致病機轉，藥物上選擇當然也會利用不同作用機轉的藥物來搭配，才能相得益彰，達到最佳的療效。一般來說，除非血糖很高，或是口服藥不適合使用的狀況下，大部分醫師處方還是以口服降血糖藥物為優先選擇。

　　本章節介紹的口服降血糖藥物有：

1. 二甲雙胍類 (Biguanides)
2. 二肽基肽酶 -4 抑制劑 (Dipeptidyl Peptidase-4 inhibitors, DPP-4i)
3. 鈉 - 葡萄糖共同傳輸器 -2 抑制劑 (Sodium-Glucose Cotransporter-2 inhibitors, SGLT2i)
4. 胰島素增敏劑 (Thiazolidinediones, TZD)
5. 磺醯尿素類 (Sulfonylureas, SU)
6. 糖苷酶抑制劑 (Alpha-Glucosidase inhibitors)
7. 非磺醯尿素類 Glinides 類
8. 合併型口服降血糖藥

二甲雙胍類
Biguanides

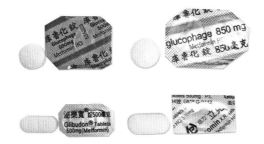

　　雙胍類藥物源自一種稱為山羊豆，俗稱法國丁香，或山羊芸香的豆科草本植物，其中二甲雙胍 (metformin) 做為臨床降血糖用藥，始於 1957 年，至今已超過半世紀。

　　二甲雙胍類 (Metformin) 在許多國家是被建議為第二型糖尿病的第一線口服降血糖藥。其作用效果好，造成低血糖風險低，而且有減重作用等好處，在糖尿病併發症與相關疾病治療也確實有助益。但是在腎功能不良的糖友，使用要注意其安全性。

純醫藥知識分享，藥物的使用仍須由醫師判斷及處方

二肽基肽酶 -4 抑制劑
Dipeptidyl Peptidase-4 inhibitors, DPP-4i

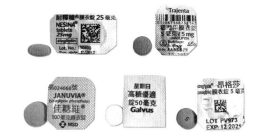

　　近年對於糖尿病的致病機轉，腸泌素 (incretin) 作用不良在其中扮演的腳色非常重要，特別是胰島素阻抗沒有那麼高的亞洲人，腸泌素作用不良可能是導致糖尿病重要原因之一。腸泌素作用於胰島細胞，可以促進胰島素分泌，同時抑制昇糖素分泌，所以可以有效控制血糖。2006 年上市的二肽基肽酶 -4 抑制劑 (dipeptidyl peptidase 4, DPP-4 inhibitor)，可以讓體內已經不足的腸泌素濃度增加，延長其作用和效果。單獨使用極少會有低血糖副作用，肝腎功能不良也都可以調整使用，也不會增加體重，使用上可謂相當安全。

純醫藥知識分享，藥物的使用仍須由醫師判斷及處方

鈉 - 葡萄糖共同傳輸器 -2 抑制劑
Sodium-Glucose Cotransporter-2 inhibitors, SGLT2i

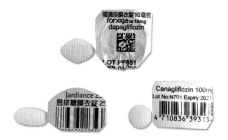

　　這類的藥物因為具有降血糖，減體重以及降低血壓的效果，在臨床上已經讓醫師及糖友有非常高的評價。而這幾年陸陸續續發表相關大型的研究，又證明這類的藥物在心腎具有器官保護的能力，這類藥物也陸續獲得美國藥物食品管理局的認證具有相關治療的適應症，相信未來台灣也會跟上腳步，核可該藥物的使用範圍，嘉惠更多的糖友。

但是此類藥物會使尿液中糖濃度增加，會使泌尿生殖器官增加感染的風險，所以使用該藥物建議多喝水，也可減少脫水的機會。

　　歷經了幾年市場的真實使用經驗以及陸續更多心臟和腎臟相關的大型研究報告，確認這類的藥物，可以有效保護心臟，減少心臟死亡、心肌梗塞、心臟衰竭住院率、腎功能惡化以及洗腎的風險，所以已經成為全世界各個專業學會中，建議有心臟病或是腎臟疾病的病友們優先考慮使用的藥物，更特別的是這些好處不限於糖尿病人才有，所以國內外已經可以使用在糖尿病友及非糖尿病友，達到心腎保護的治療目的。

　　但是並非每一種 SGLT2i 都有一樣的適應症，哪種藥物最適合不同情況的病友，還是需要與醫師討論，選擇最適合自己使用的品項，才是最佳的治療策略喔！

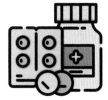

純醫藥知識分享，藥物的使用仍須由醫師判斷及處方

胰島素增敏劑
Thiazolidinediones, TZD

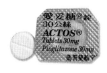 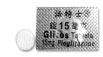

　　TZD 類藥物被稱為是胰島素增敏劑，在美國正式上市於 1997 年，作用機轉在於改善體內胰島素阻抗的程度，單獨使用不會造成低血糖，對於肥胖或是高胰島素阻抗的糖友效果奇佳。但是該類藥物在市場上卻跌跌撞撞，最早的 Troglitazone 因為肝毒性下市，接著 Rosiglitazone(Avandia) 也傳出可能增加心肌梗塞等風險，該疑慮雖然已經被平反，但是已經從台灣市場黯然退場。

　　僅存的 Pioglitazone(ACTOS) 可以降低心血管風險和二次中風，在臨床上使用還是須注意有無心臟衰竭、肝指數增加，以及可能水腫和體重增加的副作用。

純醫藥知識分享，藥物的使用仍須由醫師判斷及處方

磺醯尿素類
Sulfonylureas, SU

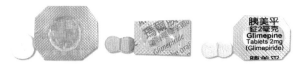

    1947 就上市的磺醯尿素類 (sulfonylureas, SU) 藥物是從治療傷寒的磺胺類 (Sulfonamides) 中發現，其結構中的 Sulfonylureas 基具降血糖效果。其主要降血糖作用來自於刺激分泌更多胰島素。

    在 1984 年，第二代磺醯尿素類藥物也在美國上市，也是現在大家使用的 SU 類藥物，較第一代的藥物專一性高，比較安全。

    磺醯尿素類藥物可以藉由刺激胰島細胞分泌胰島素來有效降低血糖，但是長期使用下，2-3 年藥效就會慢慢降低甚至失去效果。SU 最主要的副作用是容易造成低血糖，臨床使用要多注意有沒有發生低血糖，正常地飲食、定時定量用餐可以有效避免發生低血糖，而其造成體重增加也是常見的現象。

純醫藥知識分享，藥物的使用仍須由醫師判斷及處方

糖苷酶抑制劑
Alpha-Glucosidase inhibitors

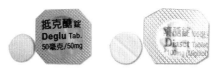

　　1955 年上市的此藥主要機轉為競爭性抑制小腸內的 Alpha-glucosidase，因此抑制了小腸內多醣類的分解，也有效減少葡萄糖吸收率，主要療效可有效地減少飯後血糖值，對於愛吃大量米飯麵食類的東方人效果更佳。近年也發現可以增加腸道後段 L 細胞之 Glucagon-Like Peptide(GLP-1) 的釋放，也是其改善血糖控制的原因之一。

　　該類藥物不會造成低血糖，也鮮少產生全身性副作用，主要副作用為腹脹、放屁或拉肚子。若服用該類藥物卻又發生低血糖時，要直接補充葡萄糖才能快速減緩低血糖症狀。

純醫藥知識分享，藥物的使用仍須由醫師判斷及處方

非磺醯尿素類 Glinides 類

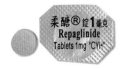

　　Glinide 類為非 Sulfonylureas 類促進胰島素分泌藥物，顧名思義其降血糖效果也是刺激胰島素分泌，但是不屬於磺醯尿素類 (Sulfonylureas, SU 藥物)。

　　該藥特性在於作用時間快，但是持續時間短，所以餐前 15 分鐘吃就可以降低飯後血糖，整體效果較 SU 類弱一些，但是好處是和 SU 類藥物相比，較不易產生低血糖，較適合用餐時間不固定的糖友。

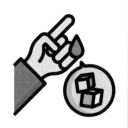

純醫藥知識分享，藥物的使用仍須由醫師判斷及處方

合併型口服降血糖藥

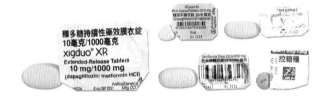

　　糖尿病的致病機轉有好多面向，口服降血糖藥物也有好多種，配合不同的致病機轉，選擇最適合的藥物是非常重要的，但是糖友們常常抱怨吃太多種藥物。研究也證明，當藥物種類和顆數越多時，糖友會忘記吃藥的機會就越高，直接影響了血壓、血糖以及血脂肪的控制，更進一步增加了併發症的產生。

　　所以使用合併型口服降血糖藥，一顆藥物中有兩種不同降血糖藥物的種類，如雙胍類加上磺醯尿素類藥物，或是雙胍類加上 SGLT2i，或是雙胍類加上 DPP4i，兩種藥物打成一顆藥，可以減少糖友吃藥的次數與顆數，增進糖友的服藥遵從性，進一步改善控制，達到減少併發症的產生。

純醫藥知識分享，藥物的使用仍須由醫師判斷及處方

降血糖藥，
到底會不會傷害身體？

口服降血糖藥物是否會造成肝腎負擔？

醫師開的藥物要全部吃完嗎？

長時間服用會不會傷害到肝腎？

醫師告訴你

　　口服降血糖藥物大多是透過肝腎代謝與排除，但是降血糖藥物在上市前均經過臨床相關檢驗，在確定不影響肝腎功能情形下才得以上市，只要配合醫師處方與定期監測，正確使用下這些藥物都是安全的，近幾年甚至有降血糖藥物亦具有保護心腎的作用。

　　反之，若因為上述顧慮而未依照醫師指示服藥而自行調整藥量，長期下來不但無法良好控制血糖，時間累積的傷害才是損害心臟、肝、腎臟以及各種併發症的主要原因之一。

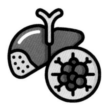

口服降血糖藥物是否會成癮？是否會越吃越重？
不要開始吃是不是就不會有越吃越多顆的問題？

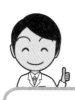

醫師告訴你

　　許多糖友們的口服藥確實會越吃越多，主要原因是
第二型糖尿病在初診斷時，分泌胰島素的 beta cell 功能
約僅剩 50%，而隨著罹病期的增加及年紀增加等因素，
使得 beta cell 功能亦隨之下降，胰島素分泌能力持續退
化，血糖就更加難以控制，所以罹病期越長，胰臟功能
愈退化，可能需要藉由更多種不同降血糖藥物或是合併
胰島素使用來控制血糖，才能使血糖繼續保持穩定喔。

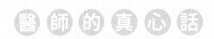

醫師的真心話

　　糖尿病友最怕吃藥會傷身，但是殊不知血糖本身控制不良才是導致身體器官損害的最主要原因。在門診我最常告訴糖友，你若是單靠飲食與運動就能把血糖控制好，我一顆藥都不會開給你，但是如果你盡力去控制，但是成績還不理想，就靠藥物來輔助你一起控制血糖又何妨呢？而且，現在的血糖控制狀態，會影響你十年之後的健康狀態，血糖控制真的不能等啊！

　　除此之外，糖尿病藥物研發近年來突飛猛進，現在好好控制血糖不要發生併發症，等到未來有新藥上市，或許可以根治糖尿病也不無可能喔！

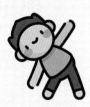
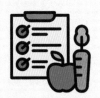

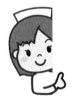

Part 5 藥物篇

監考官 糖玄宗

糖尿病藥物中，哪一項描述是正確的？

1. 糖尿病的藥物長期吃會洗腎

2. 胰島素是安全的藥物，連懷孕的婦女都可以打

3. 新的藥好像很厲害，所以我也要吃

4. 醫師開太多藥給我，我挑自己想吃的吃就好了

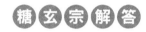

1. 糖尿病藥物根本不會造成洗腎，會洗腎大部分都是長期血糖控制不良所造成，不要錯怪藥物了！

2. 胰島素真的很安全，除了可能發生低血糖之外，連在懷孕中的媽媽們都可以放心施打，不用擔心寶寶受到傷害喔！

3. 每個人適合的藥物種類可能都不同，用藥前一定要和醫師討論喔！

4. 醫師開的藥有沒有適合自己，有沒有副作用，或是顆數太多，都有應對的方法，一定要跟醫師討論喔！千萬不要自己做醫師亂調藥啊～～

   綜合以上，本題答案為 2。

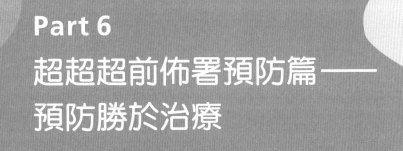

Part 6

超超超前佈署預防篇——
預防勝於治療

預防糖尿病，
那些你該知道的事

　　小豪現在 38 歲，就發現有第二型糖尿病，他和太太在診間擔心的問，這樣我的孩子是不是也會有糖尿病呢？糖尿病會遺傳嗎？小豪的太太也問：

> 我媽媽也有糖尿病耶，我應該怎麼做來避免得到糖尿病呢？

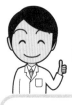 醫師告訴你

　　在診間常常被問到糖尿病會遺傳嗎？糖尿病的爸媽常常擔心孩子們被遺傳，晚輩們知道自己有糖尿病家族史，也會害怕遺傳到自己，應該怎麼做才能預防糖尿病發生呢？

對於第二型糖尿病友，有可能遺傳給下一代。父母親任一方有糖尿病的話，子女得到糖尿病的機會約 1/4；父母親雙方都有糖尿病的話，子女得到糖尿病的機會約 1/2-2/3。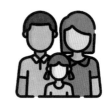

而同一個家庭的成員彼此的飲食習慣可能也很接近，父母親的飲食習慣也會影響子女的飲食習慣，如果不良的飲食習慣，或是肥胖的家長可能也讓子女養成不良的飲食習慣，或是導致子女也肥胖，進而提高發生糖尿病的發生機會。反之，如果父母開始調整飲食及生活習慣，不但自己的血糖控制能改善，也能讓子女養成良好的飲食生活習慣，避免子女發生肥胖，自然可以減少子女未來發生糖尿病的機會。

而成年的年輕人如果知道自己有糖尿病家族史，就要開始調整飲食運動等生活習慣，同時買一本糖汰宗書

院出品的好書，學習相關的知識，自然可以降低發生糖尿病的發生機會囉！

　　為了早期發現，建議要定期篩檢，過去建議 40 歲以上可以開始定期篩檢，但是鑑於糖尿病發生趨於年輕化，2022 年美國糖尿病學會建議，有風險如肥胖或是糖尿病家族史的人，可以提早從 18 歲開始篩檢，而其他的成年人則從 35 歲開始篩檢，台灣醫療成本花費相對低廉，建議同時檢驗空腹血糖和糖化血色素。

　　不論有沒有家族史，要維持良好的飲食與生活習慣對健康總是好的：

三餐
定時定量

少喝
含糖飲料

養成
固定運動習慣

維持體重
不過胖

6-2

預防糖尿病，
我是高風險族群嗎？

　　阿民因為體重驟減，又發生多喝多尿的現象，抽血發現血糖和糖化血色素都很高，原來是糖尿病導致的相關症狀，阿民滿臉疑問的：

> 我又沒有家族史，為什麼我會得糖尿病啊 ?!

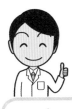

醫師告訴你

> 回答這個問題之前，要知道容易發生第二型糖尿病的高風險族群有哪些人呢？

1. 一等親有糖尿病者
2. 有高血壓、血脂異常、罹患心血管疾病的人
3. 有妊娠糖尿病史的婦女
4. 有糖化血色素或空腹血糖升高，或葡糖糖耐受不良的人
5. 多囊性卵巢症候群的女性
6. 肥胖、代謝症候群、黑色棘皮症等高胰島素阻抗的人
7. 運動不足的人（每週運動少於 150 分鐘）

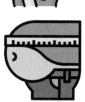

　　若您是以上的族群，就要大大注意了！再不好好調整飲食運動等生活習慣，隨著年齡上升，糖尿病發生的機率又會開始上升！

　　預防勝於治療，因此針對高危險群，給予生活型

態的調整，可預防或延後糖尿病的發生。

　　醫師看看阿民，除了阿民是明顯的肥胖外，指出阿民的脖子上有明顯的黑色棘皮症，就是肥胖和嚴重的胰島素阻抗造成糖尿病發生喔！

高風險族群可以如何預防呢？

❶ 調整生活型態以預防糖尿病

❷ 體重過重或是肥胖者建議降低體重 5-10％

❸ 運動不足的人適當的增加運動量

④ 良好的飲食習慣，例如：地中海飲食、DASH
　　得舒飲食，或是多以未精緻的全穀類、豆
　　類、蔬果等為主，減少攝取過度加工的食
　　物有助於降低第二型糖尿病的罹患風險。

名詞小學堂 ─────────────────────────

代謝症候群： 腹部肥胖、血壓偏高、血糖偏高、三酸甘油酯偏高、高密度脂蛋白膽固醇過低（若以上五項有三項符合，即稱代謝症候群）。代謝症候群患者伴隨 5 倍罹患糖尿病與 3 倍罹患心血管疾病的危險性，除了加強篩檢外，藉由生活型態的改變，可改善胰島素阻抗、葡萄糖耐受性和其他心血管疾病的風險因子。

妊娠糖尿病： 懷孕前沒有糖尿病，在懷孕過程中初次確認有高血糖的診斷，稱為妊娠糖尿病。

多囊性卵巢症候群： 女性內分泌異常的一種病癥，臨床上有月經不規則，雄性素過多，以及卵巢內有許多囊泡的綜合病症，常合併肥胖，胰島素阻抗，患者易發生第二型糖尿病與心血管疾病等問題。

糖尿病友的檢測建議

糖尿病友的照護,除了監測血糖、血壓、血脂是否達到治療目標之外,相關的大小血管併發症、體重管理、足部護理、戒煙及癌症篩檢,都需定期藉由早期發現、早期治療來預防、延緩相關的併發症。因此,除了醫師給予專業評估外,糖友可參考以下追蹤建議,詢問您的醫師,由您的醫師幫您評估後安排做檢查。

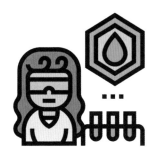

檢測項目	建議頻率
糖化血色素	3 個月
糖尿病衛教	3 個月
血脂肪:LDL、HDL、TG	
正常	1 年
若血脂異常或使用降血脂藥物	3-6 個月

腎臟：肌酸酐 /eGFR/ 尿液常規 / 尿液微量白蛋白	1 年
若上述檢測異常	3-6 個月
視力檢查 / 眼底檢查	1 年 1 次，若有變化則建議更頻繁追蹤 (依照眼底檢查結果，決定追蹤頻率)
足部 / 神經病變	1 年 1 次，若有異常建議轉診至足部照護團隊
口腔及牙齒檢查	1 年 2 次
糖尿病人自我管理 : 體重、血壓、血糖、足部	經常

參考資料

1. Novel subgroups of adult-onset diabetes and their association with outcomes: a data-driven cluster analysis of six variables. The Lancet. VOLUME 6, ISSUE 5, P361-369, MAY 01, 2018

2. From the Triumvirate to the Ominous Octet: A New Paradigm for the Treatment of Type 2 Diabetes Mellitus. Diabetes. 2009 Apr;58(4):773-95. doi: 10.2337/db09-9028.

3. Effects of coffee consumption on glucose metabolism: A systematic review of clinical trials. J Tradit Complement Med.2019 Jul;9(3):184-191

4. Egg consumption and risk of cardiovascular disease: three large prospective US cohort studies, systematic review, and updated meta-analysis. BMJ. 2020 Mar 4;368:m513. doi: 10.1136/bmj.m513.

5. 食品成分資料庫及市售產品包裝

6. The effects of plasma chromium on lipid profile, glucose metabolism and cardiovascular risk in type 2 diabetes mellitus. A case - control study. PLOS ONE. 2018 July 5

7. Chromium supplements for glycemic control in type 2 diabetes: limited evidence of effectiveness. Nutrition Reviews, Volume 74, Issue 7, July 2016, Pages 455–468,

8. Effects of chromium supplementation on glycemic control in patients with type 2 diabetes: a systematic review and meta-analysis of randomized controlled trials. Pharmacological Research Volume 161, November 2020, 105098

9. 台灣酒精不耐症衛教協會

10. Prevention and management of foot problems in diabetes: A summary Guidance for daily practice 2015, based on the IWGDF Guidance.

11. 2018 台灣胰島素注射指引

12. Body-mass index and all-cause mortality: individual participant-data meta-analysis of 239 prospective studies in four continents. The Lancet, Published online July 13, 2016

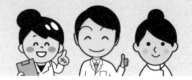